Meike Wiedemann | Kirsten Segler
Neurofeedback

Meike Wiedemann | Kirsten Segler

Neurofeedback

Wie eine spielerisch leichte Therapie dem Gehirn hilft, Probleme zu überwinden

Kösel

Der Verlag weist ausdrücklich darauf hin, dass im Text enthaltene externe Links vom Verlag nur bis zum Zeitpunkt der Buchveröffentlichung eingesehen werden konnten. Auf spätere Veränderungen hat der Verlag keinerlei Einfluss. Eine Haftung des Verlags ist daher ausgeschlossen.

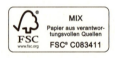

MIX
Papier aus verantwortungsvollen Quellen
FSC® C083411
FSC www.fsc.org

Verlagsgruppe Random House FSC® N001967

Copyright © 2017 Kösel-Verlag, München,
in der Verlagsgruppe Random House GmbH,
Neumarkter Str. 28, 81673 München
Umschlaggestaltung: Weiss Werkstatt, München
Illustrationen: Stefan Dangl, München
Fotos: S. 67 Edith Schneider, S. 73 EEGinfo.ch
Redaktion: Sylvi Schlichter
Druck und Bindung: CPI books GmbH, Leck
Printed in Germany
ISBN 978-3-466-34682-0
www.koesel.de

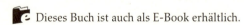 Dieses Buch ist auch als E-Book erhältlich.

Inhalt

Teil 3 So kann Neurofeedback helfen   85

Hier lernen Sie die Chancen der Neurofeedback-Therapie
bei zwölf verschiedenen Störungen und ihren Symptomen
kennen. Für alle diese Beschwerden gilt: Die grundsätz-
liche Erregbarkeit des Gehirns und seine Fähigkeit, sich
selbst zu regulieren, sind nicht (mehr) in einer gesunden
Balance.

Stichworte zu allen Störungen, bei denen Neurofeedback
eingesetzt werden kann

Was ist Neurofeedback?

Als mich der Neurofeedback-Virus erwischte, befand ich mich gerade auf dem besten Wege, Laborleiterin in der Pharmaindustrie zu werden. Ich war dabei, das Studium der Neurobiologie abzuschließen und sichtete für meine Diplomarbeit die Studienlage zum Thema Migräne. Besonders interessierte mich die Frage, wie das Gehirn es schafft, seine Erregbarkeit zu regulieren und zu steuern, wie stark sich eine bestehende Erregung entwickelt und ausbreitet. Es gehört nämlich zu den größten Herausforderungen des Nervensystems, anregende und hemmende Impulse – also »Gas und Bremse« – so fein zu justieren, dass die gerade anstehenden Aufgaben bestmöglich bewältigt werden können. Wenn dies nicht gut gelingt, kann das verschiedenste Symptome nach sich ziehen – Migräne ist nur eines von vielen Beispielen dafür.

Mit all meinem neurobiologischen Wissen über den Aufbau des Gehirns und die wichtige Rolle von Nervenbotenstoffen war es damals für mich naheliegend, die Lösung in chemischen Substanzen zu suchen – pharmakologischen Wirkstoffen, die das Gehirn bei seinem »Erregungsmanagement« unterstützen könnten. Doch dann stieß ich bei meinen Recherchen auf das Thema Neurofeedback und war sofort wie elektrisiert. Da wurde behauptet: Mithilfe von Geräten würden Patienten trainieren, ihr Gehirn besser zu regulieren. Sie könnten dadurch lernen, die Erregbarkeit ihres Nervensystems in eine gesunde Balance zu bringen und so Migräne- und epileptische Anfälle zu verhindern. Wenn das möglich ist, dachte ich, was mag das Gehirn dann noch alles lernen können, wenn es mit den richtigen Feedback-Signalen unterstützt wird? Dieser Spur wollte ich unbedingt nachgehen! Von da an war ich mit der Begeisterung für Neurofeedback infiziert, und wie sich herausstellen sollte, handelte es sich um einen schweren Fall: Die Faszination für diese Therapieform hat mich bis heute nicht mehr losgelassen – sie wird eher immer noch größer.

Obwohl das alles erst gut 20 Jahre her ist, war die Welt damals eine andere. So hatte sich zum Beispiel der Zugang zum »World Wide Web« des Internets gerade erst geöffnet, und es ahnte wohl kaum jemand, wie tiefgreifend sich das Leben dadurch verändern würde. Das Erbgut wurde damals noch als unveränderliche Kopiervorlage für alle Körperfunktionen angesehen, während man heute weiß: Gene hat man nicht einfach, sondern sie können an- und abgeschaltet werden – je nachdem, mit welchen Umweltbedingungen der Organismus sich auseinandersetzen muss. Auch das Wissen um die Entwicklungsmöglichkeiten des Gehirns hatte sich noch nicht verbreitet. Es galt das Dogma: Erwachsene können keine neuen Nervenzellen bilden, und deshalb ist es ab einem gewissen Alter unmöglich, die Hirnorganisation noch entscheidend zu verändern. Sicher kennen Sie das Sprichwort: »Was Hänschen nicht lernt, lernt Hans nimmermehr«. Nichts könnte falscher sein.

Tatsächlich ist das Gehirn bis ins hohe Alter formbar. Wie ausgeprägt diese Fähigkeit ist, die als Neuroplastizität bezeichnet wird, sieht man zum Beispiel an Schlaganfallpatienten. Je intensiver sie trainieren, desto wahrscheinlicher ist es, dass die Aufgaben der beschädigten Hirngebiete von anderen Bereichen übernommen werden. Sehr eindrucksvoll sind auch die Versuche des amerikanischen Neurophysiologen Paul Bach-Y-Rita, einem Pionier in der Erforschung der Neuroplastizität. Ihm gelang es, Sinneseindrücke auf neuen Wegen erfahrbar zu machen. So bastelte er zum Beispiel Apparaturen, die von einer Kamera aufgenommene Bilder in elektrische Impulse umwandeln und auf eine Metallplatte übertragen, sodass sie von blinden Menschen mit der Zunge wahrgenommen werden können. Je intensiver Blinde damit üben, desto besser können sie wieder »sehen«: Ihr Gehirn lernt, die erfühlten Signale zu Bildern zu formen.

Wir wissen heute: So wie Muskeln kräftiger werden, wenn man sie viel benutzt und dabei auch fordert, so erweitert auch das Gehirn seine Möglichkeiten durch Training. Es passt sich immer den Anforderungen an, mit denen es konfrontiert wird. Allerdings ist es auch faul und versucht, die anstehenden Aufgaben mit möglichst wenig Aufwand zu erledigen. Das heißt: Es liebt Routine und verlässt sich am liebsten auf gut eingefahrene Wege – selbst wenn diese ziemlich holprig sind. Wenn es dagegen etwas anders machen soll als bisher, muss es aus der Reserve gelockt werden. Zu den machtvollsten Mitteln, um dies zu erreichen, gehören Neugier, Begeisterung und Spaß – also Zustände, in denen man entspannt, aber trotzdem munter und der Welt zugewandt ist. Gäbe es am Kopf eine Art Drehzahlmesser für das Gehirn, würde dieser anzeigen, dass es sich dann gerade auf einem optimalen Erregungsniveau befindet: weder zu untertourig noch zu sehr überdreht.

Auf einer bogenförmigen Kurve, die ich meinen Klienten gerne aufzeichne, stellt dieser Zustand das Gipfelplateau dar. Dort ist ein Mensch besonders leistungsfähig, weil ihm auf diesem Erregungslevel die meisten Reaktions- und Handlungsmöglichkeiten zur Verfügung stehen. Er ist sogar dazu fähig, ganz neue Strategien auszuprobieren. Damit wird es wahrscheinlicher, dass das Gehirn einen Weg findet, mit dem ein angestrebtes Ziel auch wirklich erreicht werden kann. Und »Ziel« meint hier auch so alltägliche Dinge wie: freundlichen

Kontakt zu einem anderen Menschen herzustellen, eine Aufgabe konzentriert und mit Spaß zu erledigen oder einfach nur in der Sonne sitzend ein Eis zu essen und das rundum zu genießen.

Bei vielen Funktionsstörungen des Gehirns liegt das Problem jedoch genau darin, dass die Betroffenen dieses optimale Aktivierungsniveau nicht (mehr) oder viel zu selten erreichen. Und hier kommt Neurofeedback ins Spiel. Das Training unterstützt das Gehirn darin zu lernen, wie es leichter aus überdrehten oder untertourigen Zuständen in die entspannt-offene Gipfellage gelangen kann. Sie ist die Voraussetzung dafür, dass sich das Nervensystem anders organisieren, weiterentwickeln und mitunter sogar nachreifen kann. Dieser Prozess vollzieht sich allerdings weniger während der Therapiestunden in der Praxis als im normalen Alltag der Klienten. Die Möglichkeit, öfter und länger ein optimales nervliches Erregungsniveau zu halten, erweitert ihre Wahrnehmung und damit auch ihr Empfinden. Neue Verhaltensweisen können ausprobiert und dadurch andere Erfahrungen gemacht werden als bisher. Ein Kind mit ADHS, das durch seine Unbeherrschtheit früher überall angeeckt ist, erkennt vielleicht zum ersten Mal, wie es sich beim Spielen in eine Kindergruppe einfügen kann und fühlt sich an diesem fröhlichen Nachmittag von den anderen akzeptiert. Durch solche angenehmen Erfahrungen festigen sich die neuen Strategien – und zwar ganz von allein. Das Gehirn organisiert sich durch das, was es erlebt, selbst neu.

Es begeistert mich nach wie vor, dass all dies mit einer Behandlung erreicht werden kann, die für die Klienten so locker und spielerisch ist: Sie schauen sich einfach nur Filme an oder daddeln am Computer. Diese Leichtigkeit freut mich besonders, weil viele von ihnen (und auch ihre Angehörigen!) schon ungeheuer viele Kämpfe hinter sich haben.

Mit dieser großartigen Methode arbeiten zu können, verdanke ich auch meinem Doktorvater Professor Wolfgang Hanke von der Universität Hohenheim: Zu einer Zeit, als Neurofeedback noch als eher suspekt galt, war er offen für meine frisch entflammte Begeisterung und ließ mich meinen Weg in diese Richtung gehen. Ganz besonders dankbar bin ich auch Sue und Siegfried Othmer, die in den USA das ILF-Neurofeedback entwickelt haben, mit dem ich arbeite. Diese modernste Variante der Neurofeedback-Methode erzielt meiner Ansicht nach in den meisten Fällen die besten Ergebnisse.

Viele Menschen reagieren skeptisch, wenn sie die umfangreiche Liste an Indikationen sehen, bei denen Neurofeedback erfolgreich sein soll – wie im Anhang dieses Buches. Tatsächlich entsteht schnell der Eindruck, die Methode solle als Allheilmittel beworben werden. Doch es ist leicht erklärbar, warum sich so viele Störungen damit positiv beeinflussen lassen. Sie alle haben eine entscheidende Gemeinsamkeit: Die Erregung im Nervensystem wird nicht optimal reguliert. Manchmal ist das die grundlegende Ursache des Problems – wie fast immer bei Migräne –, manchmal nur ein Teil. Bei chronischen Rückenschmerzen zum Beispiel kann Neurofeedback unterstützend wirken, wenn sie durch übermäßige Anspannung ausgelöst oder verstärkt werden. Steckt hinter den Beschwerden jedoch ein struktureller Schaden wie etwa ein Wirbelbruch, bleibt das Gehirntraining dagegen in der Regel erfolglos. Wichtig ist auch zu wissen, dass Neurofeedback häufig nur ein Teil einer umfassenderen Behandlung ist und durch Coaching, Psychotherapie, Familienberatung, Massagen oder Bewegungstraining ergänzt werden sollte.

Eigentlich ist es ohnehin gar nicht das Neurofeedback, das mich so begeistert, sondern das Gehirn – dieses unendlich faszinierende Organ, das auch paradoxe Anforderungen simultan erfüllen kann und uns Menschen die Welt nicht nur passiv erleben, sondern sogar völlig Neues erschaffen lässt. Vor allem die Othmers haben mich mit ihrer Sichtweise des Gehirns geprägt. Für sie ist an diesem Organ nie etwas falsch oder reparaturbedürftig, nichts muss medikamentös stimuliert oder blockiert werden. Sie sind überzeugt: Die allermeisten Funktionsstörungen zeigen lediglich, dass das Nervensystem an dieser Stelle ungeübt ist und sich mit gezieltem Training die fehlenden Fähigkeiten selbst aneignen kann. Genauso sehe ich das auch – und meine Klienten bestätigen mich in dieser Ansicht. Es ist jedes Mal wieder ungeheuer befriedigend zu erleben, wie sich ein Mensch durch seine eigene Kraft von den Einschränkungen seiner Erkrankung befreit und zu einem erfüllteren Leben findet. Ich hoffe, dass ich mit diesem Buch vielen Betroffenen Anregungen und Ratschläge geben kann, dieses Ziel zu erreichen.

Dr. Meike Wiedemann

Neurofeedback ist mir bei der Recherche zum Thema ADHS bei Erwachsenen zum ersten Mal begegnet, und auch ich erlag sofort der Faszination für diese Therapieform. Schon immer haben mich Methoden angezogen, die Körper und Geist trainieren und Entwicklungen fördern, statt mit Tabletten oder Operationen von außen in das System einzugreifen – auch wenn Letzteres auf den ersten Blick vielleicht leichter zu sein scheint.

Wenn Sie ähnlich denken und nach einem neuen Behandlungsweg für eine psychische Erkrankung, eine neurologische Störung oder andere chronische Beschwerden suchen, könnte Neurofeedback für Sie das Richtige sein. Mit diesem Buch können Sie sich einen Eindruck verschaffen, ob Sie diese Therapieform für sich oder Ihr Kind ausprobieren oder sie einem Angehörigen empfehlen möchten. Der erste Teil des Buches ist dem Gehirn gewidmet, er erzählt davon, wie dieses geheimnisvolle Organ funktioniert und die Welt erlebbar macht. Im zweiten Teil lernen Sie dann die drei unterschiedlichen Neurofeedback-Varianten kennen. Der dritte Teil schließlich behandelt die wichtigsten Gehirnfunktionsstörungen, bei denen die Therapie mit Neurofeedback gute Aussichten auf positive Veränderungen bietet (Informationen zu weiteren Beschwerden finden Sie im Anhang). Hier werden immer wieder echte Fälle geschildert, um Ihnen einen Eindruck zu geben, wie sich die Behandlung und die Entwicklung der Klienten gestalten können. Die Namen der Personen sind allerdings geändert und ihre Geschichten so verfremdet, dass die Anonymität gewahrt bleibt.

Es wäre wunderbar, wenn auch Sie schon bald eine Mut machende Geschichte zu erzählen hätten.

Kirsten Segler

Teil 1

Gehirn und Nervensystem

Eigentlich müssen Sie überhaupt nichts über das Gehirn wissen, um vom Neurofeedback zu profitieren. Doch vielleicht gehören Sie ja auch zu den Menschen, die zumindest einen groben Überblick über die Funktionsweise des Nervensystems gewinnen möchten, um sich dadurch besser vorstellen zu können, wie diese so geheimnisvoll anmutende Therapie ihre Wirkung entfaltet. Dieser Teil des Buches verschafft Ihnen einen Eindruck davon, wie das Gehirn funktioniert: wie es die Gegenwart erlebbar macht, Erinnerungen hervorruft und Zukunftsträume formt.

Hübsch ist es ja nicht gerade, das Gehirn. Anders als zum Beispiel das Herz eignet es sich selbst als abstrahierte Grafik nicht als Autoaufkleber oder als Bildchen für lustige Textnachrichten: Zu blass ist die grau-weiße Oberfläche, zu unruhig erscheinen die sich windenden Falten und Furchen. Anderthalb Pfund wiegt das Gehirn eines erwachsenen Menschen. Es besteht zum größten Teil aus Fett – den Ausdruck »Hirnschmalz« gibt es also aus gutem Grund! Um dieses zu schützen, gibt sich die Natur viel Mühe. Sie verpackt das Gehirn nicht nur in eine stabile Schale aus Knochen, sondern unterhält mit der »Blut-Hirn-Schranke« auch eine extrascharf kontrollierte Grenze innerhalb des Stoffwechsels. Die »grauen Zellen« zwischen den

Ohren sind so kostbar, dass auf keinen Fall schädigende Substanzen zu ihnen vordringen dürfen. Doch wie bringen diese Zellen Bewusstsein hervor, Gedanken, Gefühle und Erinnerungen? Darüber werden Sie in den folgenden Kapiteln zwar mehr erfahren, doch restlos geklärt ist dieses Geheimnis bis heute nicht. Eins ist jedoch sicher: Wer das Gehirn mit einem Computer vergleicht, liegt falsch. Denn selbst den leistungsfähigsten Geräten fehlt die Eigenschaft, aus sich selbst heraus etwas Neues hervorzubringen. Wenn ein Vergleich schon sein muss, ist Hefeteig zwar weniger stylish, aber passender: Für einen guten Start braucht der Teig Wärme und das richtige »Futter«, er fügt sich stets den eifrig knetenden Händen, doch er entwickelt sich auch selbst und kommt seiner Umgebung entgegen.

Diese Wechselwirkungen zwischen äußeren und inneren Kräften machen auch das Gehirn aus, sie formen es bis ins hohe Alter stets so, dass es möglichst gut zu den gegebenen Umständen passt. Bekommt es nur wenige Anregungen, baut es eben die gleichen Nervenverbindungen zu immer breiteren Boulevards aus. Wird es jedoch auf inspirierende Weise vielfältig beschäftigt und gefordert, entstehen ständig neue Pfade. Dabei geht es nicht nur darum, was die Welt da draußen dem Gehirn objektiv bietet, sondern auch, wie es diese Gegebenheiten subjektiv wahrnimmt: Ist das Glas halb leer oder halb voll? Sollte man sich lieber an das klammern, was man hat und kennt oder immer wieder Schritte ins Unbekannte wagen? Solche inneren Einstellungen sind veränderbar. Manchmal ist dafür nur eine Entscheidung nötig, häufig hartnäckiges Üben und manchmal auch die Unterstützung eines Coachs oder eines Therapeuten.

Es lohnt sich, die Komfortzone immer weiter auszudehnen, denn es sind die vielen Querverbindungen, die ein munteres, kreatives, flexibles Gehirn ausmachen. Sie werden besonders wichtig, wenn ein Bereich geschädigt wird und andere seine Aufgaben übernehmen müssen. Nach einer Hirnverletzung wieder neu laufen zu lernen, ist zwar unendlich mühsam – aber häufig gelingt es. Das ist wohl eines der eindrucksvollsten Beispiele für Neuroplastizität, also die Formbarkeit des Nervensystems. Ein anderes: Seit vom Handy aus gesendete Textbotschaften die Welt erobert haben, hat sich vor allem bei Teenies die Region im Gehirn deutlich vergrößert, die für die Bewegung der Daumen zuständig ist – weil diese plötzlich viel geschickter agieren müssen als noch in der vorigen Generation.

Genauso spiegelt sich auch bei Ihnen wider, wie Sie den »Hefeteig« zwischen Ihren Ohren bis heute genutzt haben. Wenn Sie mit dem Ergebnis nicht so glücklich sind, dann lautet Ihre Aufgabe: Verändern Sie die Bedingungen, probieren Sie aus, was Ihnen gut tut – und »kneten« Sie sich Ihr Gehirn von morgen.

1. Das Großhirn:
Willkommen in der Chefetage!

Eine Tour durch die Anatomie des Gehirns fängt typischerweise ganz oben an – bei der vielfach gefalteten und in zwei Hälften geteilten Großhirnrinde (zerebraler Kortex). Denn sie ist es, die den Menschen am stärksten von anderen Lebewesen unterscheidet. Sie ermöglicht es unserer Spezies, Pläne zu schmieden und sich darüber mit anderen zu auszutauschen, Geschichten zu erfinden und völlig neue Dinge zu erschaffen.

Das Denkzentrum liegt hinter der Stirn

Wie die Abbildung »Wellen und Frequenzen« zeigt, umfassen beide Hälften der Hirnrinde je vier durch tiefe Furchen abgegrenzte Bereiche, denen jeweils ganz bestimmte Aufgaben zugeordnet werden können. An der Rückseite des Schädels liegen beispielsweise die sogenannten Okzipitallappen, die überwiegend für das Sehen zuständig sind, während die seitlich um die Ohren herum liegenden Temporallappen sich um das Hören und um das Sprachverständnis kümmern (um Letzteres allerdings meist nur auf der linken Seite). Sie sind zudem an der Regulation von Emotionen und ihrer Wirkung auf den Körper beteiligt. Die hinten unter dem Scheitel liegenden Parietallappen beschäftigen sich mit der Wahrnehmung des Körpers, seiner Orientierung im Raum und absichtlich ausgeführten Bewegungen. Die sogenannten »höheren« Gehirnfunktionen wie das bewusste

Denken und abstrakte Vorstellungen entfalten sich in den hinter der Stirn gelegenen Frontallappen – also genau dort, wo man instinktiv hintippt, wenn es um diese Fähigkeiten geht.

Die Positionen der verschiedenen Hirnbereiche

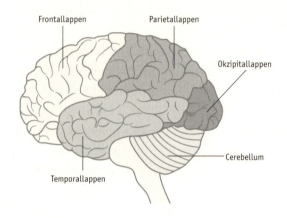

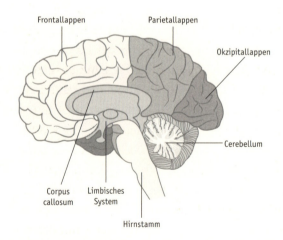

Die beiden Hirnhälften sind über den Balken (Corpus callosum) verbunden, darunter liegen die meisten Module des Limbischen Systems (hier nur angedeutet).

Von entscheidender Bedeutung für ein gelungenes Leben ist ein Bereich im Gehirn, der »präfrontaler Kortex« genannt wird. Er ist am engsten mit dem Ich-Bewusstsein verbunden, denn hier werden Gefühle bewusst wahrgenommen und die Frage erwogen: »Was hat das mit mir zu tun?« Hier bekommen Geschehnisse ihre ganz individuelle Bedeutung. Zudem steuert der präfrontale Kortex das Konzentrationsvermögen und die Willenskraft. Er sorgt dafür, dass man seinen Impulsen nicht völlig ausgeliefert ist, sondern sie für ein übergeordnetes Ziel zurückstellen kann. Wer zum Beispiel abnehmen möchte, braucht einen gut entwickelten präfrontalen Kortex, um in einer langweiligen Konferenz nicht doch immer wieder von den angebotenen Keksen zu naschen. Inzwischen wissen Hirn- und Verhaltensforscher jedoch, dass gerade disziplinierte Entscheidungen viel Kraft kosten – man macht es sich also leichter, wenn man das vielbeschäftigte Stirnhirn nicht unnötig überfordert und die Leckereien besser außer Sichtweite bringt.

Der präfrontale Kortex braucht in der Kindheit von allen Hirnbereichen am längsten, um sich voll zu entwickeln. Er geht überhaupt erst im Alter von ungefähr 18 bis 24 Monaten »online« und ist erst weit nach der Pubertät ganz ausgereift. Durch diese lange Entwicklungszeit ist er besonders anfällig für Störungen. Viele psychische Probleme haben damit zu tun, dass der präfrontale Kortex – salopp ausgedrückt – zu kraftlos ist. Zum Glück lässt er sich in vielen Fällen auch bei Erwachsenen noch trainieren und stärken. Davon werden Sie im Verlauf des Buches noch mehr lesen, denn genau dabei kann das Neurofeedback unterstützend wirken.

Was geschehen kann, wenn ein Mensch ganz ohne diese »Impulskontrollzentrale« auskommen muss, zeigt das Beispiel von Phineas Gage. Dieser Mann arbeitete im 19. Jahrhundert als Bahnarbeiter und wurde 1848 Opfer eines schrecklichen

Unfalls: Bei einer Explosion drang eine Eisenstange von unten durch die Wange in sein Gehirn ein und zerstörte den präfrontalen Kortex. Erstaunlicherweise überlebte er diese Verletzung, war danach aber nie wieder der Alte: Einst ein zielstrebiger und fleißiger Mann, wurde der arme Kerl nun zu einem zügellosen, Frauen nachstellenden Herumtreiber und Säufer, der es nicht mehr schaffte, auch nur einen seiner Pläne umzusetzen. Doch die Wissenschaft erhielt durch sein Schicksal unschätzbar wertvolle Erkenntnisse darüber, was die Persönlichkeit eines Menschen auf der körperlichen Ebene formt.

Ungleiche Zwillinge

Auch ein großer Teil des Wissens darüber, wie die verschiedenen Aufgaben des Gehirns auf die beiden Hälften des Kortex (Hemisphären) verteilt sind, wurde durch Menschen mit schweren Erkrankungen gewonnen. Häufig waren es Epilepsiepatienten, denen die Verbindung zwischen den beiden Hirnhälften durchtrennt werden musste. Durch diese Operation können sich Anfälle nicht mehr auf das ganze Gehirn ausbreiten, sondern bleiben auf eine Hälfte beschränkt. Doch der Schnitt unterbindet auch den regen Informationsaustausch über den sogenannten Balken (Corpus callosum), ein dickes »Datenkabel« aus Millionen von Nervensträngen. Durch ihre ständige Kommunikation arbeiten die beiden Hirnhälften normalerweise gut zusammen, sodass man als gesunder Mensch kaum jemals merkt, was »da oben« wirklich vor sich geht: Jede Hemisphäre für sich konstruiert eine völlig eigene Weltsicht. Die linke Hirnhälfte denkt in Worten (wie bereits erwähnt beherbergt sie das Sprachvermögen), betrachtet die Dinge abstrakt und analytisch, beschäftigt sich vor allem mit Details und verfügt über ein Gefühl für Vergangenheit und Zukunft. Die rechte dagegen lebt ganz im Hier und Jetzt, ist gefühlvoller, entwickelt fantasievollere Ideen, die aber eher vage bleiben, und verarbeitet Eindrücke auf umfassendere Weise. Ihre Stärke ist das schnelle Erkennen von Mustern. Vereinfacht ausgedrückt: Die rechte Hirnhälfte sieht den Wald, während die linke jeden Baum einzeln betrachtet. Diese Teamarbeit der beiden Hemisphären erlaubt es dem Gehirn, keine Kompromisse eingehen zu müssen. Stattdessen kann es zwei völlig entgegengesetzte Wahrnehmungsweisen und Fähigkeiten parallel sehr weit entwickeln und diese Extreme dann kombinieren: die vollständige, aber relativ grobe und von Emotionen beeinflusste Übersicht der rechten Hirnhälfte und gleichzeitig den eher nüchternen, punktgenauen und detailreichen Tunnelblick der linken Hirnhälfte, der sich immer nur auf kleinere Ausschnitte richtet.

Bei manchen Menschen – vor allem Linkshändern – kann das Gehirn auch etwas anders organisiert sein als hier geschildert.

Auch in einem gesunden Gehirn sind beide Partner nicht völlig gleichberechtigt; meist ist die linke Hirnhälfte dominanter. Was es bedeutet, wenn sich plötzlich die Sichtweise der rechten Hemisphäre in den Vordergrund drängt, kann die Neurowissenschaftlerin Jill Bolte-Taylor eindrucksvoll beschreiben: Sie musste eines Morgens erleben, wie ihre linke Gehirnhälfte durch ein gerissenes Blutgefäß zunehmend lahmgelegt wurde. Ihre Erfahrung schildert sie in dem millionenfach geklickten Vortrag »My stroke of insight« (»Mein Schlag der Erkenntnis«), den Sie im Internet unter www.ted.com auch mit deutschen Untertiteln anschauen können. Zum Beispiel nahm sie sich selbst immer weniger als klar definiertes Wesen wahr, sondern eher als eine Art Zusammenballung von Energie, die nahtlos in die Umgebung übergeht und mit allem verbunden ist. Diesen Teil ihres Erlebnisses schildert sie als wunderschön und wünscht ihren Zuhörern, sich öfter bewusst für eine mehr »rechtshirnige« und mit der Welt verbundene Sichtweise zu entscheiden.

Hirn auf Autopilot

Unterhalb des Kortex befinden sich mehrere, deutlich von ihm abgegrenzte Bereiche wie etwa das Kleinhirn (Cerebellum) am Hinterkopf. Von hier aus werden unter anderem automatisierte Bewegungsabfolgen gesteuert, die kaum noch bewusste Beachtung brauchen. Das kennt jeder, der sich an seine Anfänge als Autofahrer erinnert: In den ersten Fahrstunden erschien es als übermenschliche Aufgabe, auf den Verkehr zu achten und gleichzeitig Lenkrad, Pedale, Schaltknüppel und womöglich auch noch den Blinker zu bedienen. Wer nach der Prüfung nur selten fährt, mag auch später noch ins Schwitzen geraten, wenn er sich doch mal ans Steuer setzt – die meisten jedoch beherrschen all diese Vorgänge irgendwann wie im Schlaf. Falls Sie mal wieder ein Gefühl für die Leistung bekommen möchten, die das Kleinhirn dabei vollbringt: Fahren Sie nach England, leihen Sie sich dort ein Auto, und navigieren Sie sich durch den Linksverkehr!

Der entwicklungsgeschichtlich älteste Teil des Gehirns liegt vor dem Kleinhirn; es ist das ins Rückenmark übergehende Stammhirn. Es bestimmt den Grundtonus der Erregung im Gehirn und damit seine Wachheit und hält zudem die grundlegendsten Körperfunktionen in Gang, ohne die das Überleben unmöglich ist: Atmung, Herzschlag und Blutdruck. Dabei kommt der Atmung eine besondere Rolle zu, weil man sie auch bewusst verändern kann. Absichtlich tief ein- und dann langsam wieder auszuatmen wirkt zum Beispiel nachweislich beruhigend.

2. Botschaften aus der Tiefe: das Unterbewusstsein

Ganz zentral im Inneren des Gehirns befindet sich eine evolutionär ebenfalls sehr alte Struktur: das limbische System. Es setzt sich aus vielen Modulen und Kammern zusammen, die jeweils ganz spezielle Aufgaben erfüllen, aber eng zusammenarbeiten. Um diesen Bereich geht es meistens, wenn vom »Unterbewusstsein« die Rede ist. Es ist das Zentrum des vegetativen Nervensystems, regelt also alle grundlegenden Körperfunktionen, für die kein bewusstes Eingreifen nötig ist, unter anderem Körpertemperatur, Schlafbedürfnis, Verdauung, Appetit und Sättigung. Hier entspringen die Instinkte und Triebe, die Ängste und Gelüste – die Wurzeln aller Gefühle, selbst wenn sie noch so komplex daherkommen. Weil beim Neurofeedback gerade dieser unbewusste Teil der Gehirnfunktionen beeinflusst wird, lohnt es sich, einen genaueren Blick darauf zu werfen.

Das vegetative Nervensystem besteht aus einem anregenden und einem entspannenden Regelkreis. Das »Gaspedal« wird als Sympathikus bezeichnet, die »Bremse« als Parasympathikus. Bei stressgeplagten Menschen gerät das System in Schieflage, weil der Sympathikus übermäßig angeregt ist.

Gefühle sind verkörperte Gedanken

Die meisten Menschen unterscheiden sehr genau zwischen Denken und Fühlen. Die Gedanken sind »Kopfsache« – bei manchen entfalten sie sich überwiegend als innere Stimme, bei manchen häufiger als Bilder. Andere Sinneseindrücke sind meist weniger präsent. Gefühle dagegen haben eine andere Qualität, je stärker sie sind, desto mehr drücken sie sich im ganzen Körper aus: Der Magen verknotet sich, die Stimme zittert, die Knie werden weich. Wenn man genauer ergründet, wie diese Effekte zustande kommen, wird plötzlich klar: Gedanken und Gefühle sind eng verbunden, sie beeinflussen sich in einem regen Austausch zwischen Geist und Körper permanent gegenseitig.

Rationale Entscheidungen gibt es nicht

Gefühle scheinen einem manchmal ganz schön im Weg zu stehen! Ein Beispiel: Ihnen wird eine neue Stelle angeboten, besser bezahlt, aber in einer anderen Abteilung, mit neuen spannenden Aufgaben, aber auch mit solchen, die Ihnen nicht so liegen. Sollen Sie es wagen? Sie erstellen Listen mit Argumenten dafür und dagegen, kommen aber nicht richtig weiter. Sie haben durchaus Lust auf die Veränderung, aber Ihnen ist beim Gedanken daran auch irgendwie mulmig. Ach, könnte man doch ganz nüchtern entscheiden, ohne dass einem ständig die Gefühle dazwischenfunken!

Die Wahrheit ist jedoch: Rein rationale Entscheidungen sind unmöglich. Das zeigt das Beispiel eines Mannes, dem wegen eines Tumors Hirngewebe im Stirnbereich entfernt werden musste und der danach nicht mehr fähig war, seine Gefühle wahrzunehmen. Die intellektuellen Fähigkeiten von Elliott, wie er in der Fachliteratur genannt wird, waren nach der Operation ebenso intakt wie sein Gedächtnis, aber trotzdem konnte er kein normales Leben mehr führen. Weil die Verbindung zwischen dem limbischen System und dem frontalen Kortex gekappt war, konnte er nichts mehr gewichten und bewerten – und plötzlich überforderte ihn schon die Frage, ob er einen Kaffee oder lieber einen Tee trinken wolle. Er konnte sich zwar weiterhin Lösungsmöglichkeiten für Probleme ausdenken und Argumente für oder gegen die jeweiligen Alternativen nennen, aber keine davon fühlte sich »richtiger« an als der Rest. Er hatte auch keine Wünsche oder Ziele mehr, und kein Grummeln im Bauch warnte ihn davor, windigen Versprechen zu vertrauen oder auf Betrüger hereinzufallen.

Angesichts dessen ist es wohl doch das kleinere Übel, ab und zu mit widersprüchlichen Gefühlen zu kämpfen – und vielleicht auch mal eine Entscheidung zu fällen, die im späteren Rückblick als nicht so klug erscheint.

Angenommen, Sie kommen um eine Straßenecke und werden überraschend mit dem Anblick eines Hundes konfrontiert. Der Sinneseindruck gelangt zuerst zum Thalamus, einer »Verteilerstation« im limbischen System, die das Bild auf zwei Wege schickt: zur Hirnrinde und zur Amygdala, dem Angstzentrum. In der Hirnrinde formt sich zunächst eine neutrale Information (so etwas wie »Tier, groß, zwei Meter Abstand«) und dann ein Abgleich mit dem inneren Archiv: welches Tier, welcher Körperausdruck, bekannt oder nicht. Dieser Prozess dauert seine Zeit – zu lange, wenn es sich um einen stadtbekannten Beißer handelt, der Sie als Eindringling betrachtet.

Deshalb wird jeder Reiz parallel in der Amygdala einem

Blitzcheck unterworfen und sofort mit einer sehr schlichten Emotion versehen, die man als »mag ich« oder »mag ich nicht« übersetzen könnte. Ihre Intensität liegt irgendwo zwischen den Extremen von Begeisterung-Verlangen auf der einen Seite und Panik-Abscheu auf der anderen Seite. Ihre Amygdala weiß sehr gut, was sie von gefletschten Zähnen zu halten hat! Die Information »Gefahr!!!« nimmt erneut zwei Wege: Zur bewussten Wahrnehmung wird sie der Hirnrinde übermittelt und zugleich löst sie über die Ausschüttung von Noradrenalin und anderen Stresshormonen die passenden Reaktionen im Körper aus, die auf Kampf oder Flucht vorbereiten. Spürbar ist das zum Beispiel als wild klopfendes Herz oder schnellere Atmung. Unwillkürlich machen Sie einen Satz rückwärts.

Inzwischen hat auch die Hirnrinde die Situation sortiert und ist zu dem Ergebnis gekommen: Das ist Merlin, der freundliche Australian Shepherd von nebenan, der die besondere Fähigkeit besitzt zu »grinsen«. Die gefletschten Zähne sind also keine Drohung, sondern eine nette Begrüßung. Entwarnung! Auch diese Erkenntnis wird mit einer Emotion versehen, die diesmal sehr positiv ausfällt. Die daraufhin ausgeschütteten Nervenbotenstoffe erzeugen ein starkes Wohlgefühl. Durch weiteres Hin und Her zwischen Denk- und Emotionszentrum können sich dann auch komplexere Gefühle entwickeln. Es könnte sich schlechtes Gewissen dazumischen (»Ich habe den Meiers immer noch nicht ihre Heckenschere zurückgebracht«), Traurigkeit (»Ich hätte so gerne auch wieder einen Hund«) oder Freude (»Wie schön, dass Merlin wieder fit ist!«).

An diesem Beispiel erkennen Sie: Der Geist ordnet ein, welche Bedeutung die Hundebegegnung für ihn hat – und längst nicht alle Bewertungen haben mit der eigentlichen Situation zu tun. Noch deutlicher zeigt sich das, wenn das Gehirn sich erst eine Bedeutung zurechtlegen muss. So erzeugt eine kleine Adrenalinausschüttung zunächst nur eine unspezifische Erregung, spürbar als kleines Kribbeln im Bauch – aber ist das nun ängstliche oder freudige Erwartung? Wie Studien zeigen, kann das reine Interpretationssache sein. Bei einer Untersuchung mussten Männer unter einem Vorwand über eine wacklige Hängebrücke gehen, um zu einer hübschen Helferin zu gelangen. Dadurch entwickelten deutlich mehr Teilnehmer erotische Gefühle für die Frau als diejenigen, die ohne Adrenalinkitzel mit ihr zu tun hatten. Ähnliche Ergebnisse brachten Versuche, bei denen einander unbekannte Menschen als Paar zusammen Aufgaben lösen mussten. Wenn es dabei auch nur ein bisschen aufregend und gefährlich zuging, verliebten sich die Probanden deutlich häufiger ineinander.

Auslöser von Gefühlen können aber auch Stimuli aus dem Körper sein, wie etwa ein sinkender Blutzuckerspiegel. Sie werden ebenfalls im limbischen System registriert, lösen ein Verlangen aus (in diesem Fall nach Nahrung), machen unruhig und treiben dazu an, etwas zu tun. Schon das Handeln selbst wird mit angenehmen Gefühlen belohnt, und wenn das ursprüngliche Bedürfnis dann schließlich erfüllt ist, stellt sich Befriedigung ein. Das Problem: Die Regungen des Körpers kommen häufig nicht als klare Aussage im Bewusstsein an, sondern eher wie eine Art Quengeln. Man spürt vielleicht, dass die Laune nicht die beste ist – aber was fehlt wirklich? Nährstoffe, frische Luft, Bewegung, Schlaf, menschlicher Kontakt? Tatsächlich sind viele Menschen so mit Denkaufgaben überlastet und so wenig gewohnt, in ihren Körper zu lauschen, dass das natürliche Gespür für die eigenen Bedürfnisse völlig verschüttet ist.

Eine weitere Quelle von Gefühlen sind Gedanken. Sie kennen das vermutlich: Obwohl Sie gemütlich in der Sonne sitzen und eigentlich alles easy ist, sind Sie innerlich völlig aufgewühlt, weil der Chef Sie zu einem »dringenden Gespräch« beordert hat. Weniger bekannt ist jedoch, wie stark Körperhaltung, Mimik und Gestik beeinflussen, ob das Gehirn gerade düstere oder helle Gedanken hervorbringt. Hinter dieser Erkenntnis steht ein vergleichsweise junges Forschungsfeld der Psychologie, das unter dem Stichwort »Embodiment« (Verkörperung) untersucht, wie Körper und Psyche sich gegenseitig beeinflussen. Was das praktisch bedeutet, lässt sich gut am Beispiel der Smartphones erläutern. Wer sein Handy für SMS, Internet oder Spiele nutzt, neigt dabei den Kopf meist weit nach unten. Zusätzlich sinken Schultern und Oberkörper nach vorn – eine Haltung, die typisch ist für negative Gefühle wie Traurigkeit, Ängstlichkeit und Schuldbewusstsein. Zusätzlich kneifen viele die Augen zusammen, um die Zeichen auf dem kleinen Bildschirm besser erkennen zu können. Dadurch aktivieren sie die gleichen Muskeln im Gesicht, die sich auch zusammenziehen, wenn man sich über etwas ärgert oder besorgt ist.

Solche Informationen über den Zustand des Körpers – welche Stellung im Raum er gerade einnimmt und welche Muskeln wie stark kontrahieren – werden laufend vom Unterbewusstsein registriert. Diese Rückmeldungen werden auch Bodyfeedback genannt und versetzen in eine mentale Wahrnehmungs- und Handlungsbereitschaft. Das heißt: Wenn Sie gekrümmt dasitzen und dabei auch noch die Stirn runzeln, stimmen Sie Ihr Gehirn auf negative Umweltbedingungen ein. Sie erinnern sich dann eher an Streit als an Versöhnung und sind genervt vom Regen, statt sich zu freuen, dass Sie an den Schirm gedacht haben. Es sind also weniger die objektiven Umstände, welche die Laune in eine Abwärtsspirale schicken, sondern vor allem die verengte Wahrnehmung – ausgelöst durch Mimik und Körperhaltung. Auf die gleiche Weise kann eine gebeugte Haltung das Selbstbewusstsein zerbröseln und eine Arbeit mühevoller erscheinen lassen als sie sein müsste. Umgekehrt geht es aber auch. So erscheint die Welt gleich heiterer, wenn man lächelt – selbst wenn dieses Lächeln anfangs völlig unecht ist und nur dadurch entsteht, dass man einen Stift mit den Zähnen festhält. Und eine einladende Körperhaltung mit runden Armen (als würde man einen riesigen Ball halten) macht auch empfänglicher für Inspirationen und kreative Ideen.

3. Das Nervensystem: voll verkabelt

Nach dieser kleinen Tour zu den wichtigsten »Sehenswürdigkeiten« des Gehirns stellt sich natürlich die Frage: Wie bringt das Organ all diese Funktionen zustande? Um eine Vorstellung davon zu bekommen, muss man sich die Zellen genauer anschauen.

Ständig unter Strom

Das Gehirn ist vollgepackt mit rund 100 Milliarden Nervenzellen (Neuronen), von denen sich drei Viertel allein in der Großhirnrinde drängen. Obwohl es verschiedene Arten von Neuronen gibt, ist der Grundaufbau doch bei allen gleich: Sie bestehen aus einem Zellkörper mit vielen – häufig mehr als tausend – Verästelungen (Dendriten), über die sowohl erregende als auch hemmende Impulse von anderen Nervenzellen empfangen werden. Zudem besitzt jede Zelle einen langen Fortsatz, mit dem Impulse an andere Zellen weitergeleitet werden. Ein solches »Axon« kann sich verzweigen und mit bis zu 10.000 anderen Zellen in Kontakt treten. Dadurch ergeben sich schon für eine einzelne Nervenzelle so viele Kombinationsmöglichkeiten, dass sie an mehreren Millionen Informationswegen beteiligt sein kann.

Aufbau von Nervenzellen und Synapsen

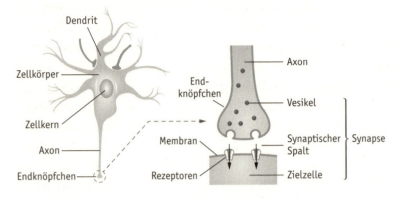

Über die Dendriten nimmt die Nervenzelle Signale von anderen auf, über das Axon gibt es diese weiter. Das Endknöpfchen hält Botenstoffe in kleinen Bläschen (Vesikeln) bereit; kommt ein Signal an, verschmelzen diese mit der Membran des Axons und entleeren ihren Inhalt in den synaptischen Spalt. Die Botenstoffe können dann an Rezeptoren in der Membran der Zielzelle binden, dadurch eine neue elektrische Erregung auslösen und so das Signal weiterverbreiten.

Falls Sie sich die Nerven wie Strom- oder Telefonkabel vorstellen, liegen Sie gar nicht so falsch, denn die Signalübertragung erfolgt über weite Strecken tatsächlich elektrisch. Das ist deshalb möglich, weil die Membran einer Zelle deren Inneres von der umgebenden Flüssigkeit isoliert. Die elektrischen Verhältnisse innen und außen ergeben sich durch die Konzentration an geladenen Molekülen (Ionen). Die wichtigsten Rollen spielen dabei die Mineralien Natrium, Chlorid, Kalium und Kalzium, die nur über spezielle Kanäle in der Membran in die Zelle ein- und ausströmen können.

Im Ruhezustand ist das Zellinnere gegenüber seiner Umgebung leicht negativ geladen. Die beim Neuron ankommenden Signale können das jedoch ändern: Sie regen die Ionenkanäle dazu an, sich zu öffnen und vermehrt positiv geladene Moleküle in die Zelle einströmen zu lassen. Hemmende Signale verstärken dagegen die negativen Ladungen. Erst wenn die anregenden Signale deutlich überwiegen und in der Summe ein gewisser Schwellenwert an positiver Ladung überschritten wird, entsteht das sogenannte Aktionspotenzial: ein neuer elektrischer Impuls, der mit gleichbleibender Stärke das Axon entlangrast und schließlich die »angedockten« Zellen erreicht. Auf diesem Weg stellt ein ausgeklügeltes System sicher, dass die Information sich nur in eine Richtung bewegen kann. Anschließend baut die Nervenzelle wieder ihre ursprüngliche Ruhespannung auf, um möglichst schnell für die nächste Aktivierung bereit zu sein.

Geladene Moleküle sorgen für Spannung

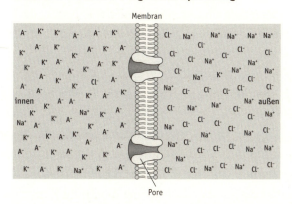

Durch die Verteilung der Ionen Kalium (K^+), Natrium (Na^+), Chlorid (Cl^-) und anderen, negativ geladenen Molekülen (Anionen, A^-) besteht zwischen dem Zellinneren und der umgebenden Flüssigkeit eine leicht negative Spannung. Der Zustand der Poren in der Zellmembran bestimmt, welche Ionen ausgetauscht werden.

Botenstoffe überwinden die Kluft

Der ausgesandte elektrische Impuls kann jedoch nur in Ausnahmefällen am Ende des »Kabels« einfach zur nächsten Zelle überspringen. In der Regel muss er erst in ein chemisches Signal umgewandelt werden. Der Grund: Zwischen dem verbreiterten Ende des Axons (Endknöpfchen) und der Empfängerzelle liegt ein Spalt. Diese Stelle mitsamt der von beiden Zellen bereitgestellten Strukturen nennt man Synapse. Ausgelöst durch den ankommenden Impuls werden Botenstoffe ausgeschüttet, die im Axon-Endknöpfchen bereitstehen. Sie überwinden den Zwischenraum und binden an die passenden Rezeptoren auf der Oberfläche der Zielzelle. Stellen Sie sich diese Rezeptoren am besten als Schlösser vor und die Botenstoffe als Schlüssel dazu. Die Türen sind in diesem Bild die Ionenkanäle. Wenn sie geöffnet werden, verändert sich die Ladung der Zielzelle – und genau wie zuvor beschrieben, entsteht auch diesmal nur dann ein neuer elektrischer Impuls, wenn die Summe aller ankommenden Signale anregend genug ist. Das System kombiniert also zwei verschiedene Prinzipien: Es profitiert gleichzeitig von der rasenden Geschwindigkeit der elektrischen Übertragung und den eingebauten »Stoppern«, mit denen die Signale reguliert werden können.

Dabei erzielen die Botenstoffe, in der Fachsprache Neurotransmitter genannt, verschiedene Wirkungen. So spielt Dopamin eine wichtige Rolle, um Bewegungen zu kontrollieren. Wenn zu wenig davon gebildet wird, wie es bei der Parkinson-Erkrankung der Fall ist, zittern die Betroffenen stark, und zugleich fällt es ihnen schwer, eine zielgerichtete Bewegung zu starten; auch die Mimik erstarrt zunehmend. Zudem wirkt Dopamin auf den Erregungszustand vieler Hirnbereiche ein und steuert die bewusste Aufmerksamkeit. Ebenfalls wichtig ist der

Neurotransmitter als Teil des Belohnungssystems; das Gehirn schüttet ihn verstärkt aus, wenn ein Ziel erreicht wird – und das sorgt für Wohlgefühle. Auch Serotonin ist als »Wohlfühl-Hormon« in aller Munde. Es wirkt auf angenehme Weise anregend und harmonisiert die neuronalen Netzwerke. Als Ergebnis schafft es ein Gefühl von positiv gestimmter Lebendigkeit. Serotonin wird aus dem Eiweißbaustein Tryptophan hergestellt, der eher selten ist und auch noch mit den anderen Aminosäuren um den Transport durch die Blut-Hirn-Schranke konkurrieren muss. Leichter gelangt er hindurch, wenn der Stoffwechsel gerade mit viel Zucker oder Fett versorgt wurde – kein Wunder, dass man nicht zu Möhren, sondern zu Schokokeksen greift, wenn man sich trostbedürftig fühlt.

Auch Enkephaline und Endorphine tragen zum Wohlbefinden bei. Sie dämpfen Schmerz und können eine tiefe Ruhe vermitteln. Noradrenalin (früher Norepinephrin) dagegen kurbelt das innere Kribbeln an, macht wach und aufmerksam für alles, was gerade vor sich geht. Das kann als Vorfreude erlebt werden, aber auch als mulmiges Gefühl – und in der Steigerung als erregendes »High« oder als panische Angst. Auch Schreckreaktionen – man fährt zusammen, das Herz schlägt bis zum Hals – werden vor allem durch Noradrenalin vermittelt. Den Botenstoff Glutamat schließlich kennen Sie vermutlich in erster Linie als Geschmacksverstärker. Tatsächlich ist es der wichtigste und im Gehirn am weitesten verbreitete erregende Neurotransmitter. Er unterstützt zum Beispiel die Verknüpfung von Neuronen und macht damit das Lernen möglich. Trotzdem wäre es ein Irrtum zu glauben, dass die italienischen Vokabeln für den Urlaub schneller sitzen, wenn Sie viel mit dem Geschmacksverstärker aufgepeppte Nahrungsmittel essen würden. Im Übermaß ausgeschüttet wirkt Glutamat sogar tödlich für die Nervenzellen! Ob diese Gefahr allerdings auch von verzehrtem Glutamat ausgeht, ist höchst umstritten.

Der Biorhythmus des Gehirns

An der Regulierung der elektrischen Signale ist neben den Neuronen selbst aber auch noch ganz anderer Zelltyp beteiligt, die sogenannten Gliazellen. Früher hat man sie für kaum mehr als eine Art Isolationsmasse gehalten, aber tatsächlich sind sie gleichwertige Partner der Nervenzellen. Im Bereich der Synapsen können sie sogar selbst Nervenbotenstoffe ausschütten und dadurch Signale verstärken oder abschwächen. Zudem steuern sie den Energiehaushalt des Gehirns.

Beides hat einen entscheidenden Einfluss darauf, wie erregbar das Gehirn gerade ist. Sie kennen das: Manchmal sind Sie ganz wach, begreifen ohne Probleme auch schwierige Zusammenhänge, können schnell zwischen verschiedenen Themen umschalten und erfassen jede Pointe sofort. Etwas später scheinen die Gedanken so klebrig und zäh, dass schon die Verabredung eines Termins zur intellektuellen Herausforderung wird. Das ist nicht verrückt, sondern es sind die ganz normalen Auswirkungen des Biorhythmus. Das menschliche Gehirn ist eben kein immer gleich funktionierender Computer, sondern muss sich gelegentlich regenerieren. Offenbar bestimmt die Aktivität der Gliazellen sowohl den Schlaf-Wach-Zyklus als auch das Auf und Ab der geistigen Leistungsfähigkeit im Tagesverlauf. Typischerweise stellt sich ungefähr alle 90 bis 120 Minuten ein Tief ein und macht eine Pause nötig. Auch in der Nacht wechseln sich die verschiedenen Schlafphasen und -tiefen etwa alle 90 Minuten ab.

Die Tatsache, dass das menschliche Gehirn nicht durchgehend »online« ist, sondern zwischendurch immer mal wieder auf Stand-by gehen muss, wird Ihnen in diesem Buch noch öfter begegnen. Es ist eine entscheidende Voraussetzung für eine gesunde Hirnfunktion.

4. Netzwerke: Gehirnfunktionen sind Teamarbeit

In jedem Moment zucken Millionen elektrische Impulse durch das Gehirn und den Körper. Sie rufen die Wahrnehmung von »grün« beim Betrachten von Blättern hervor und den Schmerz einer zu heißen Suppe im Mund. Sie bewirken die Ausschüttung von Verdauungsenzymen und das erstaunte Hochziehen der Augenbrauen. Sie lassen die Erinnerung an den ersten Kuss aufsteigen und die Vorstellung des zukünftigen Traumhauses – und, und, und. Für jeden Eindruck, jede innerliche Regung und jedes Muskelzucken braucht es unzählige Nervenzellen, die zusammen in bestimmten Mustern aktiv werden. Es ist ähnlich wie bei einem komplexen Musikstück, das sich erst dann entfaltet, wenn die verschiedenen Instrumente in koordinierter Weise zusammenspielen.

Lernen und Gedächtnis

Auch wenn Gedanken entstehen, feuern Nervenzellen als definiertes Muster. Dringt das Wort »kicken« in Ihr Bewusstsein, reagiert zum Beispiel auch der für Bewegung verantwortliche Bereich der Hirnrinde. Falls Fußball für Sie eine persönliche Bedeutung hat, kann das Wort sogar eine Flut von weiteren Assoziationen erzeugen. Doch wo im Gehirn sind diese Erinnerungen abgelegt?

Tatsächlich gibt es mehrere »Archive«. Das semantische Gedächtnis sammelt zum Beispiel Faktenwissen: Der Schiefe Turm steht in Pisa. Die Erinnerung an Ihren Besuch in der toskanischen Stadt ist dagegen im autobiografischen (episodischen) Gedächtnis gespeichert: Es war heiß, und nachdem Sie sich das weltbekannte Bauwerk angesehen haben, hätten Sie im Café fast Ihre Kamera vergessen. Diese beiden Archive werden auch »deklarativ« genannt, weil man die Inhalte recht genau kennt und sie beschreiben kann. Das prozedurale Gedächtnis bringt dagegen automatisierte Bewegungsabläufe hervor, über die Sie nicht mehr nachdenken müssen, vom aufrechten Gehen bis zum Zähneputzen. Auch Ängste und Gelüste wirken auf der unbewussten Ebene. Wenn Sie eigentlich nur tanken wollten, aber nach dem Bezahlen mit einer Tüte Croissants ins Auto steigen, haben Duft und Anblick der Hörnchen ihren Appetit geweckt – die Erinnerung, wie lecker das Gebäck mit Butter und Honig schmeckt.

Auch wenn Erinnerungen wohl nicht im Gehirn abgelagert werden wie geologische Schichten, braucht doch jedes Gedächtnis seine spezielle Struktur im Gehirn, um Erinnerungsmuster zu formen und später wieder zu aktivieren. Diese Erkenntnis verdankt die Wissenschaft vor allem dem Schicksal eines Mannes, der durch eine folgenschwere Operation seine Fähigkeit verlor, etwas Neues im Gehirn abzuspeichern (siehe folgenden Kasten).

Für immer 27

Am 1. September 1953 blieb für den Amerikaner Henry Molaison die Zeit stehen. An einem Spätsommertag ließ er sich in der Hoffnung, seine schwere Epilepsie in den Griff zu bekommen, am Gehirn operieren: Auf beiden Seiten wurde jeweils ein Stück des Schläfenlappens entfernt. Tatsächlich wurden die Anfälle weniger, aber der Preis dafür war furchtbar. Durch den Eingriff verlor der damals 27-Jährige seine Fähigkeit, neue Erinnerungen zu bilden. Was immer er tat, war in seinem Bewusstsein nach wenigen Minuten komplett ausgelöscht. An seine Vergangenheit konnte er sich dagegen weiterhin erinnern – bis 1953. Das war in all der Zeit, in der er mit den Wissenschaftlern zusammenarbeitete, seine Antwort auf die Frage nach dem aktuellen Jahr. Im Spiegel blickte ihm irgendwann ein alter Mann entgegen, mit dem er sich kaum identifizieren konnte, weil er nach wie vor glaubte, 27 zu sein. Die Erklärung der Ärzte verstand er durchaus – und hatte sie kurz darauf wieder vergessen.

Heute weiß man: Es ist der zum limbischen System gehörende Hippocampus an der Innenseite der Schläfenlappen, der aus den flüchtigen Eindrücken des Kurzzeitgedächtnisses dauerhafte Erinnerungen formt. Und das Schicksal von Henry Molaison führte die Hirnforschung noch zu weiteren Erkenntnissen. So wurde das prozedurale Gedächtnis entdeckt, als Molaison Geschicklichkeitsaufgaben von Mal zu Mal besser bewältigen konnte, auch wenn er sich nicht daran erinnern konnte, geübt zu haben. Auch einige Fakten aus der Zeit nach der Operation hatte er sich merken können, aber keine einzige persönliche Erinnerung – an seinem Todestag im Dezember 2008 war es für ihn immer noch 1953, und er war 27 Jahre alt.

Die meisten Erinnerungen sind keine Virtual-Reality-Version der ursprünglichen Situation, sondern werden mit jeder Aktivierung verändert – ein bisschen so wie beim »Stille Post«-

Spielen. Man will es nicht wahrhaben, dass man sich auf die eigenen Erinnerungen nicht hundertprozentig verlassen kann, aber die Studienergebnisse dazu sind eindeutig. Trotzdem scheint noch mehr drin zu sein: Denn wenn einzelne Hirnbereiche übererregt werden – durch gezielte elektrische Stimulation bei Operationen oder epileptische Entladungen – entstehen mitunter isolierte, ungeheuer detaillierte Erinnerungen. Sie sind kristallklar und erscheinen so wirklich wie eine holografische Projektion. Vielleicht sind ja doch viele – oder alle? – Erinnerungen in einer solchen Detailfülle gespeichert und werden nur unter normalen Umständen nicht komplett abgerufen.

Vermutlich ist es jedoch so, dass die meisten Eindrücke gar nicht erst gespeichert werden. Die Nervenzellen feuern, aber schon bald verschwindet das Aktivierungsmuster – so, als wenn jemand mit Wasser auf heißem Asphalt malen würde. Erinnerungen bilden sich nur dann, wenn die Muster mit etwas Bekanntem verknüpft werden können oder wenn sie oft wiederholt werden. Das geschieht auch im Schlaf und sichert damit die Ereignisse des Tages. Besonders leicht prägen sich Eindrücke ein, die unter günstigen Umständen entstanden sind. In den meisten Fällen heißt das: Es war viel Gefühl im Spiel, und sei es nur der Kitzel des Neuen.

Das erklärt aber auch, warum viele Leute mit zunehmendem Alter weniger offen für Neues sind: Je mehr ein Mensch schon erlebt hat, desto mehr neigt sein Gehirn dazu, es sich auf den gesammelten Erfahrungen bequem zu machen. Es strebt eben immer nach energiesparender Routine, wenn man es nur lässt. Um es aus der Komfortzone auf neues Terrain zu locken, muss man ihm etwas bieten, das sich besser anfühlt – Begeisterung zum Beispiel. Wer sich bewusst entscheidet, mit wachem Blick durch den Tag zu gehen und nach fröhlichen, neugierig machenden und begeisternden Dingen zu suchen, der wird auch welche finden – und sich viel häufiger neue, wunderbare Erinnerungen schaffen.

Auch Neurofeedback gibt dem Gehirn einen Impuls, der ihm hilft, die eingefahrenen Wege zu verlassen und neue Reaktionsmuster auszuprobieren.

Auf der Ebene der neuronalen Muster macht es für das Gehirn übrigens kaum einen Unterschied, ob es Handlungen selbst ausführt, sich daran erinnert, sich vorstellt oder bei anderen beobachtet. Das heißt: Ohne die übergeordnete Kontrollinstanz des Bewusstseins gäbe es keine Chance, zwischen Fantasien und der Welt außerhalb des eigenen Kopfes zu unterscheiden. Der Wissenschaft fällt es schwer, Bewusstsein zu definieren, weil man bei allen Erklärungsversuchen spirituelle Denkweisen zumindest streift. Sicher scheint aber zu sein, dass drei Netzwerke eine entscheidende Rolle spielen, um Bewusstsein entstehen zu lassen.

Von kleinen Auszeiten und wacher Aufmerksamkeit

Drei der Netzwerke, welche die Hirnforschung heute kennt, sind für das Neurofeedback besonders interessant. Eines davon trägt den Fachbegriff »Default Mode«, was übersetzt etwa »Standardeinstellung« bedeutet. In der deutschen Fachsprache wird es meist als Ruhe(zustands)netzwerk bezeichnet. Es wird immer dann aktiv, wenn gerade nichts geschieht, was das Interesse des Gehirns fesselt. Seine Aufmerksamkeit richtet sich dann nach innen, es beschäftigt sich (mit sich) selbst und lässt den Geist wandern. Sie kennen das, denn dieser Zustand ist völlig normal, er stellt sich unzählige Male am Tag ein: im Wartezimmer des Arztes, beim Zähneputzen, bei der sich endlos hinziehenden Sitzung des Elternbeirats. Die Fähigkeit, sich innerlich auszuklinken und geistig gar nicht richtig anwesend zu sein, hat allerdings keinen besonders guten Ruf. Allzu schnell gilt man als konfus, verschnarcht oder womöglich sogar dümmlich – zumal Achtsamkeit ja gerade groß in Mode ist, selbst beim Abwaschen des Frühstücksgeschirrs.

Einer Aufgabe die volle Aufmerksamkeit zu widmen und wirklich im Hier und Jetzt präsent zu sein, ist sicher sehr wertvoll, doch ebenso wichtig sind auch die ziellos mäandernden Gedanken, die wilden Ideen und die zusammenhanglosen Erinnerungsfetzen. Das Ruhenetzwerk muss aktiv werden, um Eindrücke und Erlebnisse zu verarbeiten und dazu eine innere Haltung zu formen. Diese Aktivität ist die Voraussetzung, um aus Erfahrungen zu lernen und die Zukunft zu gestalten – und dabei nicht immer nur den alten Trott zu wiederholen, sondern auch mal kreative neue Wege zu entwickeln.

Meditation aktiviert das Ruhenetzwerk

Viele hadern damit, dass sie beim Meditieren keine Stille finden, wenn sie ihre Aufmerksamkeit nach innen richten. Im Gegenteil: Der Lärm im Kopf wird bei dieser Einkehr häufig ganz besonders laut. Auch das ist die Aktivität des Ruhenetzwerks. Sie wird in dieser Situation deshalb als unangenehm wahrgenommen, weil plötzlich auffällt, dass viele Gedanken einfach nur unnützes Geplapper sind und oft obendrein noch ziemlich negativ. Dagegen anzukämpfen wäre jedoch so, als wollten Sie eine Wasseroberfläche beruhigen, indem Sie auf

> die Wellen einschlagen. Außerdem ist die totale Sendepause im Kopf gar nicht das Ziel einer Meditation, schon gar nicht für Anfänger. Vielmehr geht es darum, von den inneren Turbulenzen nicht hilflos mitgerissen zu werden. Das Meditieren übt darin, die Gedanken einfach vorbeiziehen zu lassen und so innerlich zur Ruhe zu kommen.

Man könnte die Standardeinstellung auch als eine Art Immunsystem der Psyche betrachten, denn diese Zustände bieten dem Gehirn kleine Erholungspausen, in denen es sich ordnen und organisieren kann – wie eine Miniversion der größeren Aufräumarbeiten, die im Schlaf geschehen müssen. Vermutlich liegt darin der Grund, warum das Gehirn seine Erregbarkeit im Tagesverlauf alle 90 bis 120 Minuten herunterfährt und sich einen kleinen Durchhänger leistet. Und vielleicht tut es deswegen so gut, in ein Lagerfeuer zu starren, den Blick in den Sternenhimmel zu richten oder an einem gluckernden Bach zu sitzen. Nur: Solche Augenblicke erleben die meisten Menschen viel zu selten. Heutzutage fallen auch all die kleinen Auszeiten für den Kopf zunehmend weg, weil man bei jeder noch so kleinen Lücke im alltäglichen Geschehen gleich das Handy zückt.

Doch natürlich besteht eine gesunde Gehirnfunktion in der Balance zwischen träumerischer Innenschau und der Fähigkeit, wach und konzentriert auf die Außenwelt zu reagieren. Eine große Rolle kommt dabei dem zentralen Aufmerksamkeitsnetzwerk (abgekürzt CEN für »Central Executive Network«) zu. Idealerweise kann ein Mensch schnell und situationsgerecht zwischen beiden Zuständen – nach innen oder nach außen gerichtet – wechseln. Wenn Sie im Wartezimmer des Arztes Löcher in die Luft starren und in Gedanken gerade am

Strand von Playa Fantasia spazieren gehen, möchten Sie natürlich sofort umschalten können und präsent sein, wenn Sie von der Sprechstundenhilfe aufgerufen werden. Diesen abrupten Wechsel ermöglicht das »Wächternetzwerk« (abgekürzt SN für Salience Network). Es beobachtet die Situation und entscheidet, ob ein Stimulus wichtig genug ist, um die Aufmerksamkeit nach außen zu richten. Die Dudelmusik aus den Lautsprechern im Wartezimmer können Sie komplett ausblenden, und mit etwas Glück vertreibt Sie auch das Gequengel eines verschnupften Kindes nicht aus dem inneren Urlaub. Doch sobald Ihr Name genannt wird, sind Sie sofort zurück von der Insel und bereit, mit Ihrem Arzt Untersuchungsergebnisse durchzusprechen. Das Wächternetzwerk hat also die Funktion eines Filters.

Um schnell von der Tagträumerei zu konzentrierter Aufmerksamkeit wechseln zu können, müssen Sie ausgeruht sein. Je erschöpfter Sie sind, desto stärker müssen die Reize von außen sein, um zu Ihnen durchzudringen.

Seit einigen Jahren verdichten sich die Hinweise, dass viele psychische Störungen dadurch entstehen, dass die Zusammenarbeit der genannten Netzwerke nicht gut funktioniert. So bleibt beispielsweise bei Autisten das Aufmerksamkeitsnetzwerk auch dann aktiviert, wenn das Gehirn eigentlich entspannt und zugleich auch ein bisschen abgeschottet von der äußeren Welt sein sollte. Einer ständigen Reizflut ausgeliefert zu sein, macht das Leben jedoch ungeheuer anstrengend. Zudem wird es unmöglich, leicht von einem konzentriert-verengten Fokus zu einer gelöst-weiten Wahrnehmung zu wechseln, mit dem man Zusammenhänge erkennen und kreative Lösungen finden kann. Dagegen scheinen depressive Menschen eher zu stark in sich gekehrt zu sein.

Die Erforschung des Neurofeedbacks deutet darauf hin, dass vor allem die moderneren Formen dieser Therapie genau hier ansetzen: Sie trainieren das Gehirn darin, die eigene Erregbarkeit besser zu steuern und leichter von einem Zustand in den anderen wechseln zu können – ganz so, wie es die jeweilige Situation erfordert. Wie die verschiedenen Versionen dieses Trainings aussehen, schildert der nächste Teil des Buches.

Teil 2

Neurofeedback-Gerätetraining für das Gehirn

Wenn von Neurofeedback die Rede ist, werden häufig drei prinzipiell verschiedene Herangehensweisen in einen Topf geworfen, die aber klar voneinander abgegrenzt werden müssen. In diesem Teil des Buches lernen Sie die drei Trainingsformen und ihre Unterschiede näher kennen. Die wichtigste Gemeinsamkeit: Für den Klienten wirken sie alle leicht und spielerisch. Auf die wichtigsten Beschwerden und Störungen, die damit effektiv behandelt werden können, wird dann Teil 3 des Buches näher eingehen.

Die vorangegangenen Kapitel haben Ihnen einen kleinen Einblick in die Organisation des Gehirns gegeben und beschrieben, wie die einzelnen Nervenzellen ihre Informationen weiterleiten. Die dabei entstehende elektrische Aktivität lässt sich messen, indem man Sensoren (Elektroden) auf der Kopfhaut anbringt und diese mit einem Empfängergerät verbindet. Dabei werden zwar keine einzelnen Nervenimpulse aufgezeichnet, dafür sind diese Signale zu schwach; doch das ist auch gar nicht notwendig. Wie Sie bereits wissen, kommen relevante Effekte ohnehin erst dann zustande, wenn Tausende Nervenzellen gleichzeitig feuern. Das Ergebnis der Aufzeichnung wird als

EEG (Elektroenzephalogramm) bezeichnet, und es zeigt charakteristische Wellenmuster, Frequenzen genannt. Die Abbildung »Wellen und Frequenzen« zeigt, was damit gemeint ist.

Wellen und Frequenzen

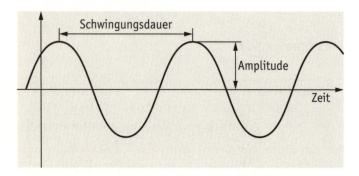

Physikalisch werden Wellen vor allem durch zwei Parameter charakterisiert: Die Höhe der Wellenberge (Amplitude) zeigt, wie stark die einzelnen Impulse sind, und die Wellenlänge (Schwingungsdauer) bestimmt, in welchem Zeitabstand zwei Spitzen aufeinander folgen. Die Frequenz mit der Maßeinheit Hertz (Hz) gibt die Zahl der Wellenberge pro Sekunde an.

Wie funktioniert nun das Neurofeedback? Das Prinzip ist immer gleich und in der Abbildung »Der verkabelte Klient« schematisch dargestellt: Die Elektroden messen ausgewählte Hirnströme und geben sie an einen Computer weiter. Dieser vereint die Informationen dann mit einem Film, der dem Klienten auf dem Bildschirm präsentiert wird: Die Animationen, Bilder oder Szenen verändern sich entsprechend der Hirnaktivität. Das ist die Rückmeldung (englisch: Feedback), die dem Gehirn spiegelt, was es gerade tut. Die Art dieser Rückmeldung ist bei den drei Formen des Neurofeedbacks verschieden. Sie kann deutlich erkennbar sein und wird mitunter sogar durch zusätzliche Zeichen wie einem aufleuchtenden Smiley als Belohnung verstärkt. Sie kann aber auch so subtil sein, dass der Patient sie überwiegend auf unbewusster Ebene wahrnimmt. Dazu erfahren Sie in den einzelnen Kapiteln noch mehr.

Der verkabelte Klient

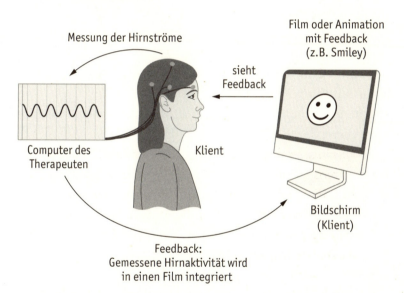

Messung der Hirnströme

Film oder Animation mit Feedback (z.B. Smiley)

sieht Feedback

Computer des Therapeuten

Klient

Bildschirm (Klient)

Feedback:
Gemessene Hirnaktivität wird in einen Film integriert

Das Prinzip beim Neurofeedback ist immer gleich: Der Klient sieht einen Film oder eine Animation auf seinem Bildschirm. Die Darstellung wird durch den Computer entsprechend der gemessenen Hirnsignale verändert.

Die Feedbacks sind für das Gehirn wie ein Spiegel, in dem es seine eigene Aktivität erkennt und dann ausprobieren kann, wie sich Veränderungen auswirken. Das funktioniert deshalb, weil das Unterbewusstsein in der Lage ist, ungeheuer viele Eindrücke auf einmal wahrzunehmen und dabei sehr schnell Muster und Gesetzmäßigkeiten zu entdecken. Es bereitet ihm daher überhaupt keine Mühe, in dem Geschehen auf dem Bildschirm die Veränderungen des eigenen Zustands zu erkennen. Es nutzt diese Informationen von außen genauso selbstverständlich wie innere Signale, um die eigene Aktivität zu regulieren. Das kennen Sie vom Balancieren. Je ungewohnter eine Haltung für Sie ist, desto weniger können Sie sich allein auf das innere Gefühl für Ihre Position im Raum verlassen – Sie sind auf zusätzliche Informationen angewiesen, die Ihnen Ihre Augen vermitteln. Probieren Sie doch mal die Yoga-Position »Der Baum« aus: Stabil zu stehen fällt viel leichter, wenn die Augen geöffnet sind und das Gehirn sich somit auch an den festen Objekten im Blickfeld orientieren kann, um die Haltung immer wieder zu korrigieren.

Doch selbst dann braucht die Sache zunächst Übung. Offene Augen oder nicht – in den ersten Yoga-Stunden steht kaum jemand in der Baum-Haltung elegant und aufrecht wie eine Buche da, die meisten ähneln eher einer schwankenden Krüppelkiefer. So ist es auch beim Neurofeedback: Selbst mit der Rückmeldung von außen muss das Gehirn erst lernen und trainieren, wie es ein gewünschtes Ergebnis am besten erreicht.

Die Steuerung eines Computers mithilfe der Hirntätigkeit wird auch genutzt, um vollständig gelähmte Menschen zu unterstützen. Sie können mit dem sogenannten BCI (Brain Computer Interface) lernen, mit einem Cursor Buchstaben und Worte auf einem Bildschirm anzuwählen und so mit anderen zu kommunizieren oder Geräte zu steuern.

Wie das Gehirn es schließlich schafft, bleibt dem bewussten Denken jedoch genauso verborgen wie die Leistung, den Körper sogar dann in der Balance zu halten, wenn er auf einem Bein stehen und dabei auch noch die Hände über dem Kopf gestreckt halten soll.

Was ist eigentlich Biofeedback?
Früher wurden unter diesem Begriff alle Varianten des Feedback-Trainings verstanden. Heute hat es sich etabliert, nur noch solche Therapieformen als Biofeedback zu bezeichnen, bei denen Körperreaktionen über den Computer sichtbar gemacht werden – nicht, wie beim Neurofeedback, die Hirnaktivität. Die am häufigsten genutzten Parameter sind Muskelanspannung, Puls, Hauttemperatur und Hautleitwert (dieser zeigt an, ob jemand aufgeregt ist und deshalb schwitzt). Ein Beispiel: Eine häufige Ursache für Spannungskopfschmerzen ist eine verkrampfte Nackenmuskulatur. Das Feedbacksystem kann einem betroffenen Patienten zeigen, wann er unwillkürlich seine Muskulatur anspannt und wann er einen Weg gefunden hat, sie wirklich locker zu lassen. Mit der Zeit werden diese neuen Reaktionen genauso zu einer unbewussten Gewohnheit, wie es vorher das schädliche Verhalten war.

Viele Menschen finden die Vorstellung unheimlich, verkabelt zu sein und durch einen Computer beeinflusst zu werden. Doch es ist keineswegs so, dass die Anwender »umprogrammiert« werden oder etwas eingespeichert bekommen. Darüber sind vor allem Kinder mitunter fast enttäuscht, weil sie oft genug hoffen, nach der Behandlung Mathe einfach so draufzuhaben.

Doch das Training macht das Lernen nicht überflüssig, sondern »nur« leichter oder überhaupt erst möglich.

Anders als bei Elektro- oder Magnetfeldtherapien wird das Gehirn beim Neurofeedback keinen Strömen oder Feldern ausgesetzt.

Auch das Wesen eines Menschen wird durch die Therapie nicht grundlegend verändert. Wer impulsiv ist, bleibt das tendenziell auch – er ist nur seiner Impulsivität nicht länger völlig ausgeliefert. Stattdessen versetzt ihn das Training in die Lage zu entscheiden, ob er einen Impuls ausleben will oder nicht. Manche beschreiben ihre Veränderung auch als Rückkehr zu ihrer eigentlichen Persönlichkeit und sagen dann so etwas wie: »Ich bin jetzt wieder viel mehr ich selbst.« Doch bevor es um die konkreten Effekte geht, die sich durch Neurofeedback erreichen lassen, sollen in den folgenden Kapiteln zunächst die drei verschiedenen Formen des Trainings vorgestellt werden.

1. Souveränes Wellenreiten: das Frequenzband-Training

Die im EEG erkennbaren Hirnwellen sind in sechs Gruppen zusammengefasst, den sogenannten Frequenzbändern. Sie werden meist mit griechischen Buchstaben bezeichnet: alpha, beta, delta, theta und gamma. Zudem gibt es ein Frequenzband, das als SMR abgekürzt wird, was mit der Geschichte seiner Entdeckung zusammenhängt (siehe Teil 3). Grundsätzlich tauchen in den Aufzeichnungen immer mehrere verschiedene Frequenzen auf, aber an der jeweiligen Mischung und an der Höhe der Wellenberge lässt sich erkennen, in welchem Zustand sich das Gehirn gerade befindet – zum Beispiel konzentriert oder dösig, alarmiert oder entspannt. Das EEG gibt also deutliche Hinweise, wie erregt das Gehirn gerade ist, in der Fachsprache nennt man das Vigilanz.

Häufig wird noch angenommen, dass die Frequenzen des EEGs eine absolute Wahrheit über den Zustand eines Menschen abbilden, aber so einfach ist es nicht. Die Frequenzband-Muster können sich individuell sogar recht deutlich vom aktuellen Zustand unterscheiden. Die Messergebnisse und das tatsächliche Befinden des Klienten müssen daher immer gemeinsam betrachtet werden.

Die verschiedenen Hirnwellen

Die langsamen Wellen des Theta-Frequenzbandes (4 bis 7 Hertz, siehe die Tabelle »Den Frequenzbändern zugeordnete Hirnzustände«) kennzeichnen eine tiefe Entspannung bis hin zur Schläfrigkeit. Im Tiefschlaf dominieren dann die noch langsameren Delta-Wellen (1 bis 3 Hertz). Auch bei meditativen Zuständen tauchen viele Frequenzen aus dem Theta-Band auf. Um sich konzentriert einer Aufgabe zu widmen, ist ein großer Anteil an Theta-Wellen allerdings nicht wünschenswert.

Wenn das Gehirn entspannt und wach ist, ohne jedoch zielgerichtete Gedanken zu formen, dominieren im EEG die Alpha-Wellen im Bereich von 8 bis 12 Hertz. Vor allem im Grenzbereich zwischen dem Theta- und dem Alphazustand ist der Geist sehr offen für Informationen aus dem Unterbewusstsein und empfänglich für Ideen und neue Lösungsmöglichkeiten für Probleme.

Besonders spannend sind die SMR-Frequenzen (12 bis 15 Hertz). Sie tauchen dann verstärkt im EEG auf, wenn das Gehirn entspannt, aber trotzdem konzentriert und aktionsbereit ist. Dieser Zustand ist besonders begehrt, weil sich dann die Leistungsfähigkeit auf höchstem Level befindet – egal, ob die Aufgabe darin besteht, beim Fußball zu punkten, sich Vokabeln einzuprägen, einem Vortrag zu folgen oder ein anspruchsvolles Stück auf der Geige zu spielen.

Je stärker sich jemand fokussiert und bewusst denkend einer Aufgabe widmet, desto mehr zeigen sich die schnelleren Wellen des Beta-Frequenzbandes von 15 bis 20 Hertz. Tauchen noch höhere Frequenzen von 20 bis 30 Hertz auf, ist das oft ein Zeichen für starke Anspannung, die das Denken immer mehr verengt – typisch für Angst und andere Stresszustände. Jenseits der 30 Hertz, im Bereich der Gamma-Wellen, passiert jedoch etwas ganz Neues: Diese Frequenzen treten gehäuft bei Bewusstseinszuständen auf, wie sie beispielsweise geübte Meditierende erfahren können. Dabei wird der Geist als ganz still und klar wahrgenommen – wie losgelöst vom Körper. Diese Eindrücke können aber auch in panischen Zuständen auftreten und werden dann häufig als sehr negativ erlebt.

Den Frequenzbändern zugeordnete Hirnzustände

Name	Frequenzen	Erregungszustand
Delta	1 bis 3 Hertz	Tiefschlaf
Theta	4 bis 7 Hertz	schläfrig, trance-artig
Alpha	8 bis 12 Hertz	wach, träumerisch, unaufmerksam
SMR	12 bis 15 Hertz	entspannt, aber konzentriert und aufmerksam
(Low) Beta	15 bis 20 Hertz	sehr konzentriert, nachdenken
High Beta	20 bis 30 Hertz	angespannt, hohes Stresslevel
Gamma	über 30 Hertz	geistig entrückt, aber klar, wie „entkörperlicht"

Fernsehen kann therapeutisch sein

Die ersten Neurofeedback-Anwendungen nutzten die zuvor geschilderten Erkenntnisse, um das sogenannte Beta-SMR-Frequenzband-Training zu entwickeln. Es dauert typischerweise 20 bis 30 Minuten, und der Nutzer übt dabei, sich in einem entspannt-aufmerksamen Zustand zu halten. Auf der technischen Ebene bedeutet das: Er bekommt eine Rückmeldung darüber, wie sich sein Hirnwellenmix gerade entwickelt.

Angestrebt werden drei Veränderungen. Erstens soll der Anteil jener Frequenzen sinken, die mit innerem Abschweifen (Theta) und Unruhe (High Beta) verbunden sind. Zugleich sollen zweitens die Anteile an SMR- und Low-Beta-Frequenzen steigen und drittens bei Letzteren die Amplituden (Wellenberge) höher werden.

Ob das gelingt, wurde den Klienten in den Anfangsjahren nur mit einfachen Tönen und Balkengrafiken als Feedback vermittelt. Zusätzlich poppte als Belohnung eine Sonne oder ein Smiley auf, falls angestrebte Schwellenwerte überschritten wurden.

Heute gibt es elegantere Umsetzungen. So kann der Klient einen unterhaltsamen Film oder seine Lieblingsserie anschauen – dieses angenehme Entertainment läuft allerdings nur so lange ruckelfrei, wie das Gehirn im entspannt-aufmerksamen Modus bleibt. Sobald es sich krampfhaft konzentriert oder aber die Aufmerksamkeit abschweift, stocken die Bilder. Das kann ganz schön frustrierend sein – und die mit Frust einhergehenden Hirnwellen wirken natürlich noch stärker bremsend. Erst wenn wieder wache Gelassenheit eingekehrt ist, läuft das Video weiter, und bald hat man gelernt, den Film im Fluss zu halten. Als Belohnung wirkt das deutlich effektiver auf das Gehirn als zum x-ten Mal einen Smiley anzuschauen.

Das Beta-SMR-Training wird zwar heute immer noch genutzt, vor allem, um Konzentrationsstörungen zu behandeln, aber eigentlich hat es sich überholt. In vielen Praxen ist es inzwischen nur noch ein »Schmankerl« am Ende des eigentlichen Trainings, um Kinder bei der Stange zu halten – die meisten finden es nämlich toll, als Therapie ein bisschen fernsehen zu dürfen.

Andere Varianten des Frequenzband-Trainings haben dagegen immer noch ihre Berechtigung. So wird beim Alpha-

Synchronie-Training geübt, möglichst weite Teile des Gehirns synchron im ruhigen Alpha-Rhythmus zu halten. Je besser das gelingt, desto intensiver wird die Entspannung. Diese Variante tut besonders Menschen gut, denen es schwerfällt, »runterzukommen«. Noch tiefer kann man mit dem Gamma-Synchronie-Training in meditative Zustände eintauchen.

Beim Alpha-Theta-Training soll dagegen geübt werden, im Zwischenbereich dieser Frequenzbänder zu bleiben und so in einen tranceähnlichen Zustand zu gelangen. Dieser ist nicht nur ungeheuer entspannend und regenerativ, sondern stellt auch das Tor zu tieferen Schlafstadien dar. Manche Menschen leiden unter Schlafstörungen, weil sie sich diesem Zustand nicht stressfrei überlassen können: Sobald sie ihn erreichen, steigen aus dem Unterbewusstsein unangenehme Bilder und Empfindungen auf, die sie aufschrecken lassen. Das Training kann helfen, sich dieser Situation in einem geschützten Umfeld zu stellen und das Belastende zu verarbeiten. Der Trancezustand ist außerdem besonders geeignet, um innere Bilder zu verändern und dadurch zum Beispiel hartnäckige Gewohnheiten in den Griff zu bekommen.

2. Die Wächter stärken: das SCP-Training

Neben den Frequenzbändern gibt es noch weitere im EEG messbare elektrische Signale, deren Wellenbewegung mit weniger als 0,1 Hertz allerdings viel langsamer ist und die deshalb als Slow Cortical Potentials (langsame Hirnrinden-Potenziale) bezeichnet werden, abgekürzt SCP. Sie spiegeln weniger das aktuelle Erregungsniveau des Gehirns wider, als vielmehr einen Aspekt der grundsätzlichen Erregbarkeit: die Bereitschaft, auf einen Reiz reagieren zu können.

Was das bedeutet, lässt sich gut am Beispiel einer Baustellenampel erklären. Stellen Sie sich vor, Sie stehen mit Ihrem Wagen als Erster in der Reihe, schauen erwartungsvoll auf das rote Licht, aber es passiert eine ganze Weile nichts. Wenn Sie nicht gerade ein spannendes Radioprogramm oder flotte Musik eingeschaltet haben, werden Ihre Gedanken vermutlich bald abschweifen – das Bereitschaftspotenzial sinkt, Ihre Reaktionsgeschwindigkeit auch. Wenn dann die Ampel endlich auf gelb schaltet, fährt Ihr Gehirn die Erregbarkeit hoch (idealerweise sehr schnell). Es ist nun mit seiner ganzen Aufmerksamkeit zurück beim Straßenverkehr und macht sich bereit, aktiv zu werden: Sobald dann der Reiz »grün« erscheint, können Sie sofort losfahren.

Die bisherigen Forschungsergebnisse deuten darauf hin, dass die SCP die Aktivitäten der neuronalen Netzwerke widerspiegeln, die Sie im vorangegangenen Teil kennengelernt haben: Ruhe-, Aufmerksamkeits- und Wächternetzwerk. Zur Erinnerung: Das Ruhenetzwerk übernimmt, wenn sich der Fokus des Bewusstseins nach innen auf das Denken, Erinnern und Träumen richtet, während das Aufmerksamkeitsnetzwerk aktiv wird, wenn Reize von außen Beachtung erfordern. Das Wächternetzwerk vermittelt zwischen diesen Zuständen. Der Klient übt beim SCP-Training, die Erregbarkeit seines Gehirns rauf und runter zu fahren und sich ohne Anstrengung auf das Niveau bringen zu können, das er gerade braucht.

Comicfiguren als Trainingspartner

Wie das Training praktisch aussieht, lässt sich am besten an einem konkreten Beispiel beschreiben. Nehmen wir an, unsere Klientin ist Melanie, ein neunjähriges Mädchen mit Konzentrationsstörungen. Melanie kuschelt sich in einen gemütlichen Sessel unter eine Decke und bekommt vier Elektroden mit einer leitenden weißen Paste an den Kopf geheftet. Heute wählt sie Lucky Luke als Partner für ihr Gehirntraining; es hätte auch eine andere Comicfigur sein können, ein Flugzeug, ein schwebender Ballon und vieles mehr.

Lucky Luke reitet in einer acht Sekunden dauernden Szene von links nach rechts, und diese Sequenz wiederholt sich während einer Therapiesitzung 80- bis 120mal. Vor jedem Durchgang erscheint in der Mitte des Bildschirms ein Pfeil, der entweder nach oben oder nach unten zeigt. Er signalisiert Melanie ihre Aufgabe für die nächsten acht Sekunden: Bewege mit der Kraft deiner Gehirnsignale die Figur auf dem Bildschirm auf- oder abwärts. Tatsächlich reitet Lucky nicht einfach nur nach rechts, sondern wie gefordert zugleich bergauf. Geschafft! Dieses Gelingen allein wäre für das Gehirn schon sehr befriedigend, doch es wird sogar noch zusätzlich belohnt: In der Mitte des Bildschirms ploppt das grinsende Gesicht von Luckys Hund auf. Bei anderen Filmchen kann es auch ein Smiley oder eine Sonne sein. Und schon beginnt wieder ein neuer Durchgang, egal, ob die Vorgabe erfüllt werden konnte oder nicht.

Beim SCP-Training

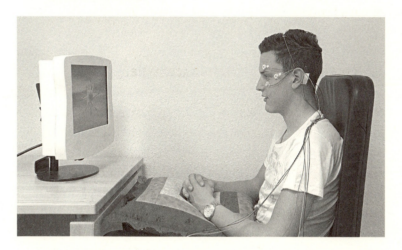

Die Sonne zeigt, dass die Aufgabe gelungen ist, ein sich quer über den Bildschirm bewegendes Objekt mit dem Gehirn nach oben oder unten zu steuern – je nachdem, was der Pfeil in der Mitte für den aktuellen Durchgang vorgegeben hat.

Immer wenn Melanie ihre Figur nach oben steuert, hat sie ihr Bereitschaftspotenzial ebenfalls angehoben, ihr Gehirn also in einen aktionsbereiteren Zustand gebracht – und umgekehrt. In der Regel wird die Steuerung nach oben und nach unten gleich häufig geübt; nur bei wenigen Indikationen, wie etwa Epilepsie, kann die Gewichtung auch anders sein.

Im Laufe eines Trainings werden immer wieder sogenannte

Transferdurchgänge eingebaut. Dabei erhält Melanie zwar eine Anweisung, in welche Richtung sie ihren inneren Zustand verschieben soll, bekommt aber zunächst kein Feedback. Erst am Ende des Durchgangs wird ihr durch das Auftauchen des Belohnungssignals – Luckys grinsender Hund oder eine Sonne – gespiegelt, ob sie die Aufgabe geschafft hat. Durch diese Einheiten gelingt es besser, das Gelernte in den Alltag zu übertragen, in dem es ja auch kein sichtbares Feedback für die eigene Hirntätigkeit gibt. Schließlich soll es mit der Zeit ganz überflüssig werden – so wie man auf dem Fahrrad irgendwann die Balance auch ohne Papas Hand im Rücken halten kann.

Melanie gelingt es schon sehr zuverlässig, ihre Bildschirmfiguren zu steuern – aber wie sie das tut, weiß sie nicht. Am Anfang versuchen die meisten Klienten, das Geschehen irgendwie bewusst zu steuern, aber genau das funktioniert nicht. Sie dürfen und müssen lockerlassen und dem unbewussten Teil ihres Gehirns erlauben, die Führung zu übernehmen. Nur dann gelingt es, die gerade gestellte Aufgabe zu erfüllen und die Erregbarkeit des Gehirns herauf- oder herunterzuregulieren. Es ist ein bisschen so, als ob sie üben würden, die Flamme an einem Gasherd sehr fein einzustellen und je nach Bedarf größer oder kleiner werden zu lassen.

Transfer-Hilfsmittel als Unterstützung

Als weitere Unterstützung in Alltagssituationen können auch Transfer-Hilfsmittel eingesetzt werden. Sie dienen dem Klienten als Erinnerung an die Zustände, die er im Training erlernt hat, und können so helfen, als schwierig empfundene Situationen besser zu bewältigen. Das sind beispielsweise laminierte Abbildungen des Übungsbildschirms, die sich der Klient ins

Schulmäppchen oder ins Portemonnaie legt. Vor einer Klassenarbeit oder einem Gespräch mit dem Vorgesetzten kann er sie kurz anschauen, um die Konzentration und die innere Ruhe zu stärken. Denkbar ist auch, ein hilfreiches Video auf dem Smartphone abzuspielen oder ein zuvor etabliertes Fantasiebild abzurufen – der Kreativität sind keine Grenzen gesetzt.

3. Die Neuordnung des Gehirns fördern: das ILF-Training

Die dritte Variante des Neurofeedbacks wurde von dem amerikanischen Ehepaar Susan und Siegfried Othmer aus dem Frequenzband-Training entwickelt und in über 30 Jahren stetig verbessert – und die beiden denken immer noch nicht daran, sich zur Ruhe zu setzen. Die Methode wird deshalb zu Recht auch Othmer-Training genannt.

Die hier genutzten Signale sind mit Frequenzen zwischen 10 mHz und 0,001 mHz noch einmal wesentlich langsamer als die SCPs, deshalb werden sie auch als »Infralow Frequencies« (ILF, besonders niedrige Frequenzen) bezeichnet. Aus technischer Sicht macht der Begriff Frequenz in diesem tiefen Bereich allerdings keinen Sinn mehr, denn schon eine einzige Schwingung würde mehrere Stunden dauern. Vergleicht man die Hirntätigkeit mit den Bewegungen des Meeresspiegels, stellen die Frequenzen die heranrollenden Wellen dar, während die SCP und noch mehr die ILF eher dem allmählichen Absinken und Ansteigen von Ebbe und Flut entsprechen. Für das ILF-Training wird betrachtet, wie steil das elektrische Potenzial ansteigt. Übertragen auf das ozeanische Bild heißt das: wie schnell und hoch die Flut kommt.

Auch die ILF spiegeln die Erregbarkeit des Gehirns wider, doch vergleicht man die damit arbeitende Methode mit dem SCP-Neurofeedback, gibt es mehrere prinzipielle Unterschiede. Erstens sind die Elektrodenpositionierungen beim ILF-Training variabel, sodass verschiedene Hirnbereiche gezielt trainiert werden können. Zweitens betrachtet die Methode viel kleinere Ausschnitte der elektrischen Aktivität, diese wird individuell nach den Bedürfnissen des Klienten gewählt und, wie mit einer Lupe, vergrößert. Und drittens wird zusätzlich zu den langsamen Potenzialen auch die Aktivität der klassischen Frequenzbänder in das Feedback integriert. All diese über die Jahre entwickelten Details machen die Methode heute sehr effektiv.

Beim Daddeln unbewusst lernen

Bei den verschiedenen Formen des Frequenzband- und des SCP-Trainings nimmt der Klient bewusst wahr, ob die gestellte Aufgabe gelingt oder nicht – beim ILF-Training ist das nicht der Fall. Der Klient schaut sich einfach nur Fernsehsendungen oder Filme an, die Naturszenen oder musikalisch untermalte und sich dauernd verändernde Muster zeigen können. Wer mehr Action möchte, kann sich auch von Computerspielen fesseln lassen und mit einem virtuellen Jetski übers Wasser rasen oder sich mit einem Rennwagen in die Kurven legen. Mittlerweile kann der Klient sogar mithilfe einer speziellen Brille in eine virtuelle Umgebung eintauchen, statt auf einen Bildschirm zu schauen. Das macht die Erfahrung für das Gehirn noch intensiver.

Währenddessen registrieren die Elektroden am Kopf des Klienten dessen Hirnströme in den vom Therapeuten ausgewählten Bereichen, und das Programm integriert diese Informationen in den Film. Dieses Feedback beeinflusst die Filme auf ganz unterschiedliche Weise. So kann sich in dem Computerspiel die Höhe der Wellen verändern, im Film die Helligkeit, bei den Mustern die Farbintensität. Auch die Lautstärke oder die Geschwindigkeit, mit der sich die Szene auf dem Bildschirm abspielt, ist variabel. Zusätzlich zu den optischen und akustischen Rückmeldungen können dem Klienten auch fühlbare Reize vermittelt werden, wenn er ein vibrierendes Stofftier in der Hand hält.

Beim ILF-Training

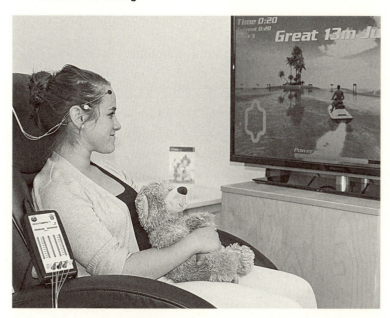

Beim ILF-Training können die Klienten den gewählten Film entweder nur sehen und hören oder aber zusätzlich taktile (gefühlte) Signale von einem Stofftier empfangen. Wer will, kann auch ein Steuerungsgerät in die Hand nehmen und wie bei einem Computerspiel agieren. Zum Beispiel ließe sich auf diese Weise ein Boot nach links und rechts steuern.

Immer wieder glauben Klienten, sie hätten entschlüsselt, welchem Prinzip die Rückmeldung gerade folgt. Sie sagen dann so etwas wie: »Ah, ich verstehe: Wenn ich mich entspanne, wird das Bild heller!« Doch erstens liegen sie mit ihren Vermutungen meistens daneben, und zweitens ist es überhaupt nicht notwendig, das Geschehen bewusst zu erfassen. Der Klient darf sich zurücklehnen, einfach nur gucken oder daddeln und seinem Unterbewusstsein die Regie überlassen – denn dieses ist meisterhaft darin, Muster zu entdecken und diese auf innere Zustände zu beziehen. Der Verstand darf währenddessen Pause machen.

Das gilt jedoch nicht für den Therapeuten! Er muss während der Sitzung unbedingt dabei sein, um die Trainingsparameter korrigieren zu können, wenn sich der Klient unwohl fühlt. So können zum Beispiel Schwindelgefühle, Übelkeit oder starke Müdigkeit auftreten. Die individuell optimalen Einstellungen zu ermitteln, ist nicht immer einfach – aber wenn sie dann gefunden sind, fühlt sich das für den Klienten einfach »stimmig« an. Der Verstand kann dieses Gefühl meist nur schlecht erfassen und benennen, aber es ist trotzdem verlässlich und kann oft sogar in späteren Sitzungen mit den gleichen Einstellungen erneut hervorgerufen werden.

Die Stimmigkeit kann sich auch darin zeigen, dass der Klient bessere Laune bekommt und entspannter oder konzentrierter wird. Manche berichten von einem auffällig klaren, aufmerksamen Zustand, andere sagen, dass sie in eine innere Ruhe kommen, die sie so noch nie erlebt haben oder jedenfalls sehr lange nicht mehr. Selbst die quirligsten und sogar autistische Kinder machen während der Sitzung oft einen geradezu meditativen Eindruck.

Es ist auch nicht ungewöhnlich, dass sich erst in den Tagen nach einer Sitzung Reaktionen zeigen – positive wie negative. Vielleicht ist der Schlaf ruhiger oder die Verdauung normalisiert sich, vielleicht treten aber auch Kopfschmerzen auf oder die Stimmung fährt Achterbahn. Deshalb sollte der Therapeut eher zu vorsichtig als zu forsch vorgehen und immer detailliert abfragen, wie es dem Klienten nach einer Sitzung ergangen ist. Die geschilderten Veränderungen sind das Allerwichtigste, um die richtigen Neurofeedback-Parameter einzustellen. Es ist wie beim Anpassen einer Brille, wenn der Optiker die Stärke von neuen Gläsern justiert: Er probiert verschiedene Varianten aus und orientiert sich an der Rückmeldung des Kunden, welche Werte sich für diesen besser anfühlen. So macht es der Neurofeedback-Therapeut auch.

Deshalb kann es beim ILF-Training auch keine formalen Vorgaben geben, wie bei bestimmten Erkrankungen und Symptomen vorzugehen ist. Verschiedene ADHS- oder Migränepatienten können völlig unterschiedliche Behandlungsprotokolle bekommen, selbst wenn ihre Symptome sehr ähnlich sind! Es gibt zwar Erfahrungswerte, wo die Elektroden am besten platziert werden und welche Einstellungen wahrscheinlich nützlich sind – aber ob das stimmt, kann nur im Dialog mit dem Klienten bzw. gegebenenfalls den Eltern herausgefunden werden. Über dieses sogenannte »Symptomtracking« werden Sie im nächsten Teil mehr erfahren. Eine weitere Methode, den Fortschritt eines Klienten zu bestimmen, ist der CPT (Continuous Performance Test, siehe Kasten).

Continuous Performance Test

Mit diesem Werkzeug lässt sich messen, wie gut jemand über längere Zeit die Aufmerksamkeit fokussieren und jeweils richtig reagieren kann. Dabei muss ein Gerät mit beiden Händen gehalten werden, die Daumen liegen jeweils auf einem Knopf. Auf einem kleinen Bildschirm in der Mitte taucht ein aus kleineren Quadraten gebildetes großes Quadrat auf, dessen Mittelpunkt entweder leer oder gefüllt ist. Je nachdem, welche dieser Figuren erscheint, soll der Klient einen der Knöpfe drücken oder nicht. Dabei wird die Geschwindigkeit gemessen, mit der die Figur richtig erkannt wird, sowie die verschiedenen Fehler, die dabei möglich sind. Wird der Knopf häufig gedrückt, obwohl das falsche oder noch gar kein Bild zu sehen war, deutet das auf übermäßige Impulsivität und Ungeduld hin. Sehr spätes oder ganz verpasstes Drücken ist dagegen ein Hinweis darauf, dass die Aufmerksamkeit des Klienten abgeschweift ist.

Der Test dauert 20 Minuten, also wirklich lange. Die Bilder erscheinen mit der Zeit schneller, um dann gegen Ende – wenn die Klienten ohnehin schon so richtig gelangweilt sind – wieder langsamer zu werden. Für manche ist der Test eine so große Herausforderung, dass sie am Anfang des Neurofeedback-Trainings Mühe haben, überhaupt bis zum Schluss durchzuhalten.

Ein großer Vorteil des ILF-Neurofeedbacks besteht darin, dass die positiven Veränderungen sehr rasch spürbar werden. Während dies bei anderen Methoden meist zehn bis 20 Sitzungen erfordert, zeigen sich beim ILF-Training häufig schon nach weniger als fünf Einheiten die ersten Effekte. Dabei findet ein großer Teil des Lernens immer auch »in der freien Wildbahn« statt. Die erlernten Veränderungen des inneren Zustandes führen dazu, dass der Klient vieles anders wahrnimmt und empfindet als zuvor. Wenn er sich dann im Alltag auch anders verhält und dadurch positive Erfahrungen macht, festigen sich die im Training geübten Fähigkeiten. Dieser Prozess läuft automatisch ab und braucht eigentlich keine weitere Unterstützung von außen.

Trotzdem wünschen sich manche Klienten oder deren Eltern Transferkärtchen, wie sie beim SCP-Training genutzt werden. Diese schaden zwar nicht, sind bei der ILF-Methode aber unnötig. Wenn der Klient den gewünschten Zustand nur mit bewussten Aktionen erreichen kann, war das Training noch nicht so effektiv, wie es hätte sein können.

Gerade beim ILF-Neurofeedback sind aber auch die Erfahrung und die Sorgfalt des Anwenders sehr wichtig für den Behandlungserfolg (siehe Kasten). Doch genau diese Tatsache behindert die wissenschaftliche Untersuchung der Methode.

So finden Sie gute Therapeuten

Lange Zeit genügte eine medizinische Ausbildung, um eine Neurofeedback-Apparatur kaufen und dann damit Patienten behandeln zu dürfen. Inzwischen ändert sich das glücklicherweise, und zumindest die Anlagen für das ILF- und zunehmend auch für das SCP-Training werden nur noch an Therapeuten abgegeben, die mindestens die Grundlagen der Methode in einem mehrtägigen Kurs gelernt haben. Die Fähigkeiten der Anwender verbessern sich auch deshalb immer weiter, weil es heute wesentlich mehr Fortbildungs- und Supervisionsangebote gibt.

Gerade für das ILF-Training ist die Erfahrung des Therapeuten entscheidend für die Erfolgsaussichten der Behandlung. Wichtig ist auch, dass er sich besonders am Anfang viel Zeit dafür nimmt, die Symptome und die Vorgeschichte des Klienten abzufragen. Ein weiteres Qualitätsmerkmal besteht darin, den Klienten während der Sitzung nicht allein zu lassen: Der Therapeut sollte immer sofort eingreifen können, falls der Klient sich unwohl fühlt. Wenn manche Anbieter mehrere

Personen gleichzeitig in verschiedenen Zimmern an die Geräte anschließen, ist das spätestens dann extrem fahrlässig, wenn daraus eine Art »Fließbandabfertigung« wird.

Adresslisten von zertifizierten Anbietern bekommen Sie über die Deutsche Gesellschaft für Biofeedback (www.dgbfb.de). Speziell ILF-Therapeuten findet man über das offizielle Portal des ILF-/Othmer-Trainings (www.eeginfo-neurofeedback.de) sowie bei www.neurofeedback-netzwerk.org. Bei Ergotherapeuten und teilweise auch bei Psychologen wird die Behandlung häufig von den gesetzlichen Krankenkassen gezahlt, bei Heilpraktikern und Ärzten dagegen nicht. Dort muss der Klient die Kosten von 85 bis 140 Euro pro Sitzung selbst übernehmen. Viele private Krankenversicherungen erstatten je nach individuellem Vertrag die Kosten einer Neurofeedback-Behandlung, unabhängig vom Anbieter – Nachfragen lohnt sich.

Checkliste für die Wahl eines Therapeuten
- Mit welcher Neurofeedback-Methode arbeitet der Therapeut?
- Wie ist er ausgebildet?
- Berät er sich mit anderen Therapeuten (Supervision)?
- Wie lange arbeitet er schon mit der Methode?
- Macht er eine ausführliche Anamnese (fragt Symptome und Vorgeschichte ab)?
- Macht er weitreichende Versprechungen oder weist er darauf hin, dass sich der Therapieverlauf nie vorhersagen lässt?
- Bleibt er während der Behandlung im Raum?

4. Die Studienlage

Es gibt zwar viele Hinweise, welche Mechanismen bei den verschiedenen Varianten des Neurofeedbacks wirken, aber die genauen Zusammenhänge sind bis heute nicht geklärt. Die meisten qualitativ hochwertigen Studien gibt es für das SCP-Training. Sie haben bestätigt, was auch schon für das Frequenzband-Training gezeigt werden konnte: Neurofeedback ist vor allem bei der Behandlung von Epilepsie, Migräne und ADHS erfolgreich. Auch für die Suchttherapie wurde belegt, dass begleitendes Neurofeedback die Erfolgsaussichten verbessert. Inzwischen erscheinen pro Jahr rund 150 neue wissenschaftliche Untersuchungen, darunter sind einige vielversprechende Arbeiten zu Tinnitus, Schlafproblemen, Tics, Autismus, Hirnschädigungen und Angststörungen.

Doch gelegentlich werden auch Untersuchungen veröffentlicht, die zu der Schlussfolgerung kommen, dass echtes Neurofeedback den Behandelten nicht mehr bringe als ein Placebo-Training. Wie kann das sein? Viele Wissenschaftler versäumen es schlicht, sich mit den Anwendern auszutauschen und deren Erfahrungen aus der Praxis ins Studiendesign einfließen zu lassen. So werden in der Forschung häufig noch Trainingsmethoden verwendet, die viele Praktiker längst aufgegeben haben – eben weil sie keine guten Ergebnisse liefern.

Mitunter wird behauptet, zum ILF-Neurofeedback gebe es überhaupt keine Studien, doch das stimmt nicht. Allerdings entsprechen die Untersuchungen vielfach einem längst überholten Stand der Methode.

Ein weiterer Grund liegt zudem darin, dass es in Studien unerwünscht ist, wenn es zwischen Therapeut und Proband viele Interaktionen gibt – man möchte ja den »reinen« Effekt der Methode bestimmen. Deshalb wird möglichst wenig mit dem Probanden geredet, und bei machen Untersuchungen muss der Behandler sogar aus dem Raum gehen. Doch dadurch bekommt man beim Neurofeedback schlechtere Ergebnisse! Und das hat nichts damit zu tun, dass der Therapeut den Probanden im Sinne eines Placebo-Effektes beeinflussen würde (siehe Kasten).

Der Placebo-Effekt: Eine erstaunliche Leistung des Gehirns

Wenn die Effekte von Therapien und Wirkstoffen erforscht werden sollen, gelten vor allem solche Studien als hochwertig, die »doppelblind und placebokontrolliert« organisiert sind. Das bedeutet: Es gibt neben der echten Behandlung (Verum) eine Scheinbehandlung (Placebo), und während der Untersuchungen wissen weder die Probanden noch die Therapeuten, wer auf welche Weise therapiert wird. Wenn nur die Probanden im Unklaren gelassen werden, wird das »einfach verblindet« genannt. Das Ziel dieser Vorgehensweise liegt darin herauszufinden, welche Effekte durch die Therapie ausgelöst werden und welche nur durch die positive Erwartung des Patienten. Nur? Eigentlich ist doch das, was im Rahmen einer Studie eher lästig ist, fast noch spannender als die untersuchte Wirkung!

Denn man weiß heute: Die Effekte von Scheinbehandlungen – etwa Tabletten ohne Wirkstoffe zu nehmen – sind keineswegs pure Einbildung. Die Hoffnung, dass sich Symptome bessern, führt zu messbaren körperlichen Reaktionen. So werden beispielsweise schmerzstillende Botenstoffe und Hormone ausgeschüttet. In seiner einfachsten Form kennt das jeder: Eine Mutter pustet den Schmerz weg, den ein aufgeschlagenes Knie verursacht. Im großen Stil zeigt sich diese Kraft, wenn eine schwere Erkrankung wie Krebs im fortgeschrittenen Stadium plötzlich verschwindet, ohne dass es eine medizinische Erklärung dafür gibt.

Umgekehrt gilt aber auch: Ohne Vertrauen in eine Therapie können die heilsamen Effekte deutlich geringer sein oder sogar ganz ausbleiben. Das Gehirn reagiert nämlich auch auf die Erwartung, dass etwas unnütz sein oder womöglich schaden könnte: Das nennt man Noceboeffekt. Untersuchungen haben ergeben, dass auch starke Medikamente wie Opioide völlig versagen können, wenn dem Patienten die positive Einstellung dazu fehlt. Das zeigt: Nicht die Therapien sind der entscheidende Faktor, um gesund zu werden, sondern die jedem Menschen innewohnende Kraft der Selbstorganisation. Sie nimmt Impulse von außen auf, um sich neu zu ordnen und idealerweise dadurch wohler zu fühlen. Gute Therapeuten, Lehrer und Trainer wissen das und achten in ihrem Auftreten und ihrer Kommunikation darauf, diese innere Kraft bei ihren Schützlingen zu befeuern.

Im therapeutischen Alltag ist der Placebo-Effekt also ein wichtiger Verbündeter! Aber gerade wenn man als Behandler nicht darauf bauen kann, zeigt das Neurofeedback seine Stärke. Viele Klienten sind anfangs sehr skeptisch oder lassen sich sogar nur deshalb darauf ein, um einem Angehörigen zu beweisen, dass die Methode nur Hokuspokus ist – und trotzdem funktioniert sie auch in diesen Fällen. Der Grund:

Das Training spricht das Unterbewusstsein auf einer ganz elementaren Ebene an und spiegelt einfach nur, was es tut. Solche Impulse aufzunehmen und zu integrieren ist für das Gehirn das Normalste von der Welt und anders als Medikamente und Operationen kein Eingriff in seine Integrität. Es wäre daher fast vermessen zu sagen, dass Neurofeedback irgendetwas heilt – es bringt stattdessen das Gehirn in den Zustand, sich selbst zu heilen.

Gerade beim ILF-Training sind die Ergebnisse immer umso besser, je individueller das Behandlungsprotokoll gestaltet wird. Nur ein umfassend ausgebildeter, erfahrener und sorgfältig vorgehender Therapeut kann die Möglichkeiten der Methode wirklich ausschöpfen. Eigentlich dürfte das bei einer so komplexen Therapie niemanden überraschen, denn das gleiche Phänomen kennt man ja zum Beispiel auch von Operationen. In der Chirurgie zeigt sich ebenfalls, dass gerade bei komplizierten Eingriffen die Ergebnisse umso besser sind, je geschickter und erfahrener der Operateur ist.

Mit anderen Worten: Die Empfehlungen anderer Klienten, die mit ähnlichen Problemen zu kämpfen hatten wie Sie, helfen Ihnen bei der Suche nach dem richtigen Therapeuten mehr als Studienergebnisse. Viele Anwendungsgebiete sind zwar noch nicht systematisch erforscht, aber trotzdem hat sich bei den Therapeuten bereits ein großer Schatz an Erfahrungen angesammelt. Im folgenden Teil erfahren Sie mehr über die Anwendung vor allem des ILF-Neurofeedbacks bei den verschiedenen Erkrankungen und Symptomen. Die Beschreibung typischer Fälle aus der Praxis soll deutlich machen, wie sich die Entwicklung von Klienten gestalten kann.

Weitere Informationen

Wenn Sie die Studienlage selbst erkunden wollen, finden Sie eine ganze Reihe von Informationen auf der Internetseite www.eeginfo-neurofeedback.de. Sie können zum Beispiel den Reiter »Was ist Neurofeedback« öffnen, in der Liste »Othmer-Verfahren« auswählen und dann entweder »Studien« oder im Text die Markierung »Modernes Neurofeedback« anklicken. Auf der dann aufspringenden Seite kommen Sie über die Markierung »Ein Überblick der wichtigsten Forschungen zur Othmer-Methode« zu einem ins Deutsche übersetzten Übersichtsartikel von Susan und Siegfried Othmer. Auf der Seite der Othmers, www.eeginfo.com/research/index. jsp, finden Sie zudem eine Übersicht zu den verschiedenen Anwendungsgebieten für ILF-Neurofeedback. Eine weitere Quelle für einen solchen Überblick ist die Internetseite der International Society for Neurofeedback & Research unter www.isnr.org.

Teil 3

So kann Neurofeedback helfen

ADHS, Angststörungen, Migräne, Depressionen ... Wie kann eine einzige Therapieform bei derart verschiedenen Erkrankungen hilfreich sein? Tatsächlich haben alle diese Störungen eine wichtige Gemeinsamkeit: Die grundsätzliche Erregbarkeit des Gehirns und seine Fähigkeit, sich selbst zu regulieren, sind nicht (mehr) in einer gesunden Balance. Und genau da setzt das Neurofeedback an. Dieser Teil des Buches geht konkret auf die Chancen dieser Therapie bei zwölf verschiedenen Erkrankungen und ihren Symptomen ein. Die Beschreibung echter Fälle aus der Praxis bietet Ihnen einen Eindruck davon, wie sich die Entwicklung eines Klienten gestalten kann.

Inzwischen haben Sie die verschiedenen Neurofeedback-Varianten kennengelernt und wissen, wie komplex die Hintergründe dieser Therapie sind – aber auch, warum sie für den Klienten trotzdem spielerisch wirkt: Er muss einfach nur Filme und Animationen anschauen oder Computerspiele zocken. Währenddessen lernt sein Gehirn unbewusst und ganz nebenbei, sich in Zustände zu versetzen, die zuvor nicht so leicht zugänglich waren. Dennoch kann das Training anfangs frustrierend sein, wenn es zehn oder sogar 20 Sitzungen braucht, bevor sich Resultate zeigen.

Das ILF-Neurofeedback erzielt schon viel früher deutliche

Effekte, oft schon bei der ersten Sitzung. Das ist einer der Gründe dafür, warum ich in meiner Praxis fast ausschließlich mit dieser Methode arbeite. Das Frequenzband-Training verwende ich in zwar auch, aber nur als Ergänzung. Mit dem SCP-Training arbeite ich dagegen gar nicht, weil es eine andere technische Ausstattung erfordert.

Manche Menschen sind beim SCP-Training besser aufgehoben, weil es ihnen das Gefühl gibt, aktiv etwas zu tun und die Kontrolle zu behalten. Diese Klienten überweise ich an geschätzte Kollegen, die mit dieser Methode arbeiten.

In diesem Teil des Buches wird es fast ausschließlich um das ILF-Training gehen, weil sich nur diese Methode ganz individuell auf jeden Klienten abstimmen lässt und deshalb meiner Ansicht nach die besten Ergebnisse erzielt. Doch bevor ich im Detail erläutere, wie die modernste Form des Neurofeedbacks mit Funktionsstörungen des Gehirns umgeht, möchte ich zunächst an den Ursprung dieser Therapie erinnern. Wie ist überhaupt die Idee entstanden, die Ableitung der elektrischen Hirnströme für Behandlungen zu nutzen? Schließlich war das EEG zunächst ausschließlich ein Werkzeug zur Diagnose.

Diagnostisch verwertbare EEGs sind wesentlich aufwendiger als die vergleichsweise einfachen Ableitungen, die beim Neurofeedback genutzt werden.

Tatsächlich beginnt die Geschichte der therapeutischen Nutzung mit mehreren Zufällen, der Neugier eines Forschers und dem Mut seiner Mitarbeiterin.

Die Geburtsstunde des Neurofeedbacks

In den 1960er-Jahren untersuchte der amerikanische Psychologe Barry Sterman an Katzen die Hirnwellen in den verschiedenen Schlafphasen. Er hatte seine Versuchstiere darauf dressiert, ruhig zu liegen, und irgendwann fiel ihm auf, dass das EEG dann häufig einen besonderen Rhythmus anzeigte. Dieser lag im Bereich von 12 bis 15 Hertz und ähnelte den sogenannten Schlafspindeln, die während des Einschlummerns auftauchen – aber die Tiere waren hellwach und aufmerksam.

Unter »Schlafspindeln« versteht man ein im EEG zu erkennendes Hirnwellenmuster. Es zeigt an, dass sich das Gehirn größtenteils von Außenreizen abschottet, um so den Schlaf stabilisieren und tiefere Stadien erreichen zu können.

Sterman benannte das Frequenzmuster nach dem Bereich auf der Hirnrinde, an dem er es mit den Elektroden ableiten konnte, nämlich SMR für »sensomotorischer Rhythmus«. Dann trainierte er einige Katzen darauf, dieses Hirnwellenmuster häufiger zu produzieren: Sobald es im EEG auftauchte, wurden die Tiere mit Futter aus einem Automaten belohnt. Es zeigte sich, dass die SMR-Wellen die Tiere tatsächlich in einen bestimmten Zustand versetzten; sie waren dann wach und zugleich körperlich entspannt. Es war das erste Mal, dass Hirnwellen genutzt wurden, um Verhalten gezielt zu beeinflussen.

Der therapeutische Nutzen dieser Entdeckung zeigte sich aber erst etwas später. Sterman war von der NASA beauftragt worden, die Wirkung einer Chemikalie namens Monomethylhydrazin zu untersuchen, die im Raketentreibstoff enthalten ist. Es bestand der Verdacht, dass die geistigen Fähigkeiten der Astronauten schon durch geringe Mengen dieser Substanz beeinträchtigt würden. Der Forscher testete sie deshalb an seinen Laborkatzen und fand heraus: Fast alle Tiere erlitten eine Stunde, nachdem sie einer gewissen Dosis der Chemikalie ausgesetzt waren, einen epileptischen Anfall – doch eine Gruppe von Versuchstieren reagierte anders und bekam entweder gar keine Anfälle oder zumindest deutlich zeitverzögert. Und das waren die Katzen, deren Gehirne darauf trainiert worden waren, mehr SMR-Frequenzen zu produzieren.

Eine Mitarbeiterin in Barry Stermans Labor war von diesem Ergebnis besonders fasziniert, weil sie selbst unter Epilepsie litt. Wie zuvor die Katzen lernte nun auch sie, ihr Gehirn häufiger in den SMR-Zustand zu bringen (anders als die Tiere wurde sie bei diesem Training allerdings vermutlich nicht mit Leckerlis belohnt). Ihr Einsatz zahlte sich aus, denn tatsächlich konnte sie die Zahl ihrer Anfälle deutlich reduzieren. Diesen Selbstversuch kann man wohl als Geburtsstunde des Neurofeedbacks ansehen.

Mit dem von Sterman entwickelten Neurofeedback (ein Frequenzband-Training) wurden dann weitere Epilepsiepatienten behandelt, und es fielen noch mehr positive Wirkungen auf. Schlafprobleme verschwanden und hibbelige oder sogar hyperaktive Versuchspersonen wurden langfristig ruhiger. Sie konnten sich im Alltag besser konzentrieren und entwickelten eine höhere Geschicklichkeit. Durch diese Entdeckungen wurden die Behandlungen von Schlafstörungen und ADHS zu weiteren wichtigen Einsatzfeldern von Neurofeedback.

Therapie ohne Couch und Pillen

Neurofeedback ist also mitnichten ein frisch entdecktes Verfahren und hatte schon in den Anfangstagen beeindruckende

Erfolge aufzuweisen. Trotzdem bekommt die Methode erst jetzt langsam die Aufmerksamkeit, die sie verdient. Einer der Gründe ist sicher, dass die Zahl der Menschen, die unter psychischen Problemen und Funktionsstörungen des Gehirns leiden, inzwischen ungeheuer groß ist. Betrachtet man den Zeitraum von einem Jahr, ist währenddessen ein Drittel (!) der deutschen Bevölkerung von Diagnosen wie Depressionen, Angsterkrankungen, Sucht, Ess- und Posttraumatischen Belastungsstörungen betroffen. Zu diesem Ergebnis kommt die derzeit aktuelle »Studie zur Gesundheit Erwachsener in Deutschland« (DEGS), die das Robert-Koch-Institut im Auftrag des Bundesgesundheitsministeriums erstellt hat. Dabei wurden sogar nur voll ausgeprägte Fälle berücksichtigt. Besorgniserregende Zahlen liefert auch die fortlaufende offizielle Kindergesundheitsstudie (KiGSS). Danach besteht bei einem Fünftel der Drei- bis 17-jährigen eine psychische Störung oder das Risiko dafür. Allein AD(H)S-Diagnosen betreffen hierzulande fünf Prozent aller Kinder, weitere fünf Prozent gelten als Verdachtsfälle. Unklar ist bei all diesen Zahlen, ob es heute wirklich mehr Fälle gibt als in früheren Jahrzehnten oder ob Ärzte und Patienten einfach stärker sensibilisiert sind. Sicher ist wohl, dass die Menschen mittlerweile eher bereit sind, über psychische Probleme zu sprechen und sich Hilfe zu holen.

Die Zahlen deuten auch darauf hin, dass Psychopharmaka die in sie gesetzten Erwartungen nicht erfüllen konnten. Indirekt haben sie die breitere Anwendung von Neurofeedback jedoch lange gebremst, weil das Schlucken von Tabletten eine schnellere und einfachere Lösung für unangenehme Zustände zu sein schien. So viele Menschen hofften auf Hilfe durch Pillen, dass die Rolling Stones dem Thema sogar einen bekannten Song widmeten: »Mother's little helper« (Mutters kleiner Helfer, gemeint sind Beruhigungsmittel). Doch inzwischen hat sich gezeigt, dass

Medikamente chronische Störungen nicht nachhaltig lindern können, sondern die Betroffenen durch Nebenwirkungen mitunter sogar noch mehr belasten. Auch die verschiedenen gesprächstherapeutischen Ansätze lassen die Patienten häufig nur den Hintergrund ihrer Probleme verstehen, ohne jedoch viel an ihrer aktuellen Situation zu verbessern. Bei Kindern führt dieser Ansatz ohnehin meist ins Leere.

Auf der mitunter verzweifelten Suche nach der richtigen Therapie finden Betroffene oder ihre Angehörigen heute meist über Mundpropaganda zum Neurofeedback, das sich als Methode seit den Anfangstagen deutlich verbessert hat. Vor allem, weil sich heute immer mehr das Training mit den langsamen Potenzialen (SCP und ILF) durchsetzt, lassen sich die verschiedenen Störungen viel tiefgehender behandeln und erreichen dadurch stärkere positive Effekte für die Klienten. Diese Erfolge sprechen sich herum. Gerade die Tatsache, dass man dabei nicht in alten, oft schmerzhaften Geschichten herumwühlen muss, macht das Gehirntraining für viele Menschen attraktiver als eine Psychotherapie – zumal nicht wenige ohnehin bereits eine (oder sogar mehrere) hinter sich haben. Beim Erstgespräch höre ich häufig Sätze wie:»Ich hab absolut keinen Bock mehr, das ganze Thema noch mal aufzurollen« – egal, ob damit »alte Geschichten« aus der Kindheit gemeint sind, Überforderung am Arbeitsplatz oder etwas ganz anderes.

Es wäre allerdings ein Irrtum zu glauben, dass Reden beim Neurofeedback völlig überflüssig ist. Um das Hirntraining wirklich effektiv zu machen, muss sich der Therapeut gerade beim ILF-Training immer wieder ein möglichst genaues Bild über die verschiedenen Symptome des Klienten verschaffen. Aber Schlafstörungen, Ohrgeräusche oder Kopfschmerzen zu beschreiben, fällt den meisten leichter, als zu erzählen, warum es ihnen gerade seelisch nicht gut geht. Außerdem könnten manche gar nicht genau benennen, worin die Ursachen ihrer Depressionen, ihrer Angst oder ihres zwanghaften Verhaltens liegen.

Wichtig ist jedoch, den Therapeuten über eventuelle traumatische Erlebnisse in der Vergangenheit zu informieren. Denn durch das Neurofeedback können sich die Türen zu den inneren Rumpelkammern wieder öffnen und verblasste Erinnerungen neu aktiviert werden. Bei solchen Klienten darf die Methode nur angewandt werden, wenn der Therapeut auch auf dem Gebiet psychischer Traumatisierungen gut ausgebildet ist (mehr dazu ab Teil 3 Kapitel 7). Echte Kontraindikationen, also Gegebenheiten, bei denen Neurofeedback grundsätzlich nicht angewendet werden darf, gibt es jedoch nicht – sofern sich der Therapeut mit dem jeweiligen Störungsbild auskennt. Bei vielen Beschwerden ist es einfach eine Kosten-Nutzen-Frage, ob man sie mit gezieltem Gehirntraining behandelt oder besser auf andere Weise.

Den Symptomen auf der Spur

Bei den Hilfe suchenden Menschen in meiner Praxis interessiert mich allenfalls am Rande, ob ihnen bereits eine Diagnose »verpasst« wurde, denn die verschiedenen Störungen sind selten klar abgegrenzt. Da gibt es Kinder, die mit der Diagnose ADHS kommen, aber auch deutlich autistische Züge zeigen – oder umgekehrt. Stress, chronische Schmerzen, Burnout und Ängste mischen sich ohnehin oft zur ganz individuellen Melange. Das überrascht nicht, wenn man bedenkt, dass diese Störungen alle auf eine gemeinsame Ursache zurückzuführen sind: die aus der Balance geratene oder nie voll entwickelte Fähigkeit des Gehirns, seine Erregbarkeit gut zu regulieren. Und das kann sich in den verschiedensten psychischen und körperlichen Symptomen äußern, wie die Liste im Folgenden zeigt.

Symptomfragebogen

Die folgende Liste gibt Ihnen einen Überblick, welche körperlichen und psychischen Phänomene von Neurofeedback positiv beeinflusst werden können. Dabei erfassen die Therapeuten aber nicht ausschließlich Symptome, sondern verschaffen sich ein umfassendes Bild darüber, wie es ihren Klienten geht und was sich im Verlauf der Therapie verändert. Die Liste durchzugehen soll den Klienten auch dazu anregen, seine eigene Befindlichkeit erspüren, zu beschreiben und einzuschätzen.

Allgemeinbefinden

Erschöpfung/Müdigkeit

Häufige Infekte

Unruhe, Anspannung

Geistige Leistungsfähigkeit

Konzentrationsfähigkeit

Ablenkbarkeit

Gedächtnis

Schwierigkeiten beim Lesen

Schwierigkeiten beim Schreiben

Schwierigkeiten beim Rechnen

Richtungssinn

Emotionen

Impulsivität

Stimmungsschwankungen

Angst

Wut oder Aggression

Niedergeschlagenheit

Zwanghaftes Verhalten

Riskantes Verhalten

Schlaf

Schwierigkeiten einzuschlafen

Wachliegen in der Nacht

Schwierigkeiten aufzuwachen

Unruhiger Schlaf

Schlafwandeln oder Nachtschrecken

Albträume

Zähnepressen und -knirschen

Andere Schlafprobleme

Verdauung

Geringer Appetit

Übermäßiger Appetit (Heißhunger)

Übermäßiger Durst

Magenschmerzen

Bauchschmerzen (zum Beispiel durch Blähungen)

Verstopfung

Durchfall

Übelkeit oder Erbrechen

Reizdarm

Zuckerempfindlichkeit

(z. B. Unruhe nach Genuss zuckerhaltiger Lebensmittel)

Kreislauf und Atmung

Atembeschwerden

Asthmatische Beschwerden

Hoher Blutdruck
Herzklopfen/Herzrasen
Druck auf der Brust

Wahrnehmungsstörungen
Doppelsichtigkeit
Verschwommenes Sehen
Schmerzen oder Empfindlichkeit der Augen
Sonstige Augenprobleme
Hörverlust
Ohrgeräusche
Lautverzerrungen
Ohrenschmerzen
Veränderungen des Geruchssinns
Veränderungen des Geschmackssinns
Missempfindungen (zum Beispiel Kribbeln der Haut)
Gefühllosigkeit der Haut
Überempfindlich für Hitze oder Kälte

Schmerzen
Niedrige Schmerzschwelle
Hohe Schmerzschwelle
Weniger starke, aber chronische Schmerzen oder steife Gelenke
Chronische quälende Schmerzen
Chronische Nervenschmerzen (Brennen oder Stechen)
Kopfschmerzen

Neurologische Störungen
Sprachprobleme

Zittern
Bewegungsstörungen
Muskelschwäche
Gleichgewichtsstörungen
Koordinationsschwierigkeiten
Ungeschicklichkeit oder Neigung zu Unfällen und Verletzungen
Tics (unkontrollierbare Ausbrüche bestimmter Sprach- oder Bewegungsmuster)
Ohnmacht
Krampfanfälle/Epilepsie

Sonstiges
Diabetes
Schilddrüsenstörungen
Allergien
Hautprobleme (zum Beispiel Ekzeme)
Inkontinenz (bei Kindern auch Bettnässen)
Beschwerden vor der Periode (Prämenstruelles Syndrom, PMS)
Wechseljahresbeschwerden
Suchtverhalten

Ein ILF-Therapeut geht gerade zu Beginn der Behandlung eine solch umfangreiche Checkliste Punkt für Punkt durch. So lassen sich auch Phänomene erfassen, die der Klient selbst gar nicht für erwähnenswert gehalten hätte. Es kommt nämlich erstaunlich oft vor, dass Menschen unangenehme Symptome einfach hinnehmen, weil sie es nicht anders kennen. »So bin ich halt«, denken sie und ahnen nicht, dass es auch für sie möglich ist, ohne Verstopfung zu leben oder erholsam zu schlafen. Ganz typisch ist das Beispiel von Hendrik.

Fallbeispiel Schlaflosigkeit
Auch Hendrik* kann schlafen!

Eigentlich kommt Hendrik wegen Lernstörungen in meine Praxis. Er ist knapp 15 und hat die Schule nicht geschafft, weil er nicht genug vom Unterricht mitbekam. Seine Familie ist sehr liebevoll und unterstützt ihn geduldig, aber Hendrik kann sich einfach nicht konzentrieren. Wie immer frage ich zu Beginn der Behandlung alle Symptome ab und erfahre dabei, dass Hendrik schlecht schläft. Unter anderem gibt es praktisch keinen Abend, an dem er weniger als eine Stunde braucht, um einzuschlafen. Doch weder er selbst noch seine Eltern sehen darin ein Problem, sondern wollen mit einem nachsichtigen »Das ist eben Hendrik« über diese Tatsache hinweggehen. Schließlich sind sie wegen seiner Konzentrationsschwierigkeiten da! Als ich nach drei Sitzungen frage, wie es mit dem Schlafen denn so läuft, sagt Hendrik begeistert: »Mein Kopf liegt noch nicht richtig auf dem Kissen, dann

---

* Die Namen aller erwähnten Klienten sind ebenso wie Details ihrer Geschichte geändert, um ihre Anonymität zu wahren.

bin ich schon weg!« Er ist völlig verblüfft von dieser Entwick-lung – bis dahin hat er nie geglaubt, dass gut zu schlafen für ihn erreichbar sein könnte.

Auch im weiteren Verlauf der Behandlung ist es für mich als Therapeutin wichtig, möglichst viele Details über das Befinden des Klienten zu kennen. Sie bilden die Spur, der ich folge, um die richtigen Trainingsparameter zu finden. Das betrifft sowohl die Positionierung der Elektroden als auch die Einstellungen der Feedback-Signale. Dabei ist es unterschiedlich, wie schnell sich die Effekte zeigen. Manche Leute spüren sofort in der Sitzung so viel, dass ich mehrere verschiedene Einstellungen ausprobieren und den Klienten mit der aktuell besten trainie-ren lassen kann. Wenn jemand erst nach dem Training deut-liche Veränderungen wahrnimmt, geht das natürlich nicht. Dann muss ich mich bei jeder Sitzung für eine Einstellung ent-scheiden, weil sich sonst die Wirkungen nicht zuordnen ließen. Doch so sehr sich die Reaktionszeiten von Mensch zu Mensch unterscheiden: Bei ein und derselben Person verändern sie sich in aller Regel nicht. Ob jemand sofort eine Veränderung spürt, unmittelbar nach der Sitzung oder erst einen, maximal zwei Tage später, bleibt gleich – vermutlich zeitlebens.

Wie viele Sitzungen für eine Neurofeedback-Therapie nötig sind, hängt auch von solchen individuellen Unterschieden ab und nicht nur davon, wie gravierend die Störung ist. Um Be-schwerden schnell zu verbessern, ist es zudem ratsam, die Ab-stände zwischen den Sitzungen zunächst klein zu halten und am besten zwei Termine pro Woche wahrzunehmen. Danach kann das Therapieschema ganz unterschiedlich aussehen – je nachdem, was der Klient braucht und was organisatorisch mög-lich ist. Anders als beim Krafttraining für die Muskeln ist es jedoch nicht nötig, das Gehirn für den Rest des Lebens weiter

mit Neurofeedback zu trainieren. Wenn jemand, der beispielsweise Depressionen überwunden hat, erneut in eine schwierig
zu bewältigende Lebenssituation gerät, könnte man das Gehirn
dann nochmals gezielt mit einem Paket von fünf bis zehn Sitzungen unterstützen. Zu einem echten Rückfall kommt es aber
meist nur, wenn die erste Therapie zu früh beendet wurde –
was gar nicht so selten geschieht, weil einigen Klienten der
Aufwand schnell zu viel wird, sobald sie sich deutlich besser
fühlen.

All das zeigt, wie individuell sich vor allem die ILF-Therapie gestaltet. Für die verschiedenen Störungen kann es daher immer
nur Erfahrungswerte geben, wie die Behandlung aussehen
könnte, aber niemals einen »Fahrplan«. Selbst wenn zwei Menschen die gleiche Diagnose erhalten haben oder ähnliche Symptome zeigen, können ihre Therapiewege völlig verschieden sein!

1. Aufmerksamkeitsdefizitsyndrom (ADS/ADHS)

Hinter dieser Diagnose verbirgt sich ein ganzes Bündel verschiedener Symptome, und jeder der Betroffenen hat seine ganz individuelle Mischung davon. Extreme Verträumtheit und ein mitunter geradezu »weggetretenes« Verhalten sind typisch für die bei ADS auftretenden Konzentrationsschwierigkeiten. Dagegen ist AD-*H*-S besonders von Hyperaktivität, also starkem Bewegungsdrang, Unruhe und Sprunghaftigkeit gekennzeichnet.

Schätzungen der Bundesärztekammer zufolge leiden hierzulande 5 bis 8 Prozent der Kinder und 2 bis 3 Prozent der Erwachsenen unter AD(H)S.

Viele von AD(H)S betroffene Kinder haben zudem kein gutes Gefühl für ihren Körper und erscheinen daher schusselig oder sogar grob. Hinzu kommt ihre unterentwickelte Impulskontrolle, das heißt: Sie sind nur selten dazu fähig, Bedürfnisse zurückzustellen und leben jeden inneren Drang sofort aus. Obwohl das für beide Formen der Störung typisch ist, fällt es vor allem bei der »explosiven«, hyperaktiven Variante negativ auf, weil es allzu oft in Verhaltensweisen resultiert, die andere extrem rüpelhaft finden. Und so bekommen die Betroffenen nur selten positive Rückmeldungen. Viel häufiger werden sie ermahnt, gerügt und von anderen – auch Kindern – ausgegrenzt. Doch wer sich immer wieder als »falsch« und als Versager erlebt, kann kein stabiles Selbstbewusstsein entwickeln. Manche Kinder sind innerlich so verletzt und traurig, dass sie entweder Depressionen entwickeln oder extrem kratzbürstig werden (in der Fachsprache »oppositionelles Verhalten« genannt). Sie sind prinzipiell immer dagegen, reagieren aggressiv und rasten bei der kleinsten Provokation aus.

Auch als Erwachsene fällt es vielen ADHS-Betroffenen schwer, sich im Zaum zu halten und Wut und Ärger nicht ungefiltert an Familienmitgliedern, Freunden, Kollegen und Vorgesetzten auszulassen. Sie sagen und tun oft Dinge, die unverzeihlich sind und ihre Beziehungen zutiefst erschüttern können.

Doch was verursacht diese Störung überhaupt? Eine wichtige Rolle spielt der Nervenbotenstoff Dopamin im Gehirn, durch den Impulse in Handlungen umgesetzt werden können, während das Frontalhirn darüber entscheidet, diesen Schritt dann auch wirklich zu tun. Sie erinnern sich: Die hinter der Stirn liegende Struktur des Frontalhirns (siehe Teil 1, Kapitel 1) benötigt in der Kindesentwicklung am längsten für die Reifung und ist zudem besonders anfällig für Störungen. Diese können durch belastende Erlebnisse in der Kindheit, eine negative Familiendynamik und unvorteilhafte Ernährung hervorgerufen werden. Problematisch scheinen vor allem viel Zucker und viele Farb- und andere Zusatzstoffe sowie ein Mangel an Omega-3-Fettsäuren (siehe Kasten) zu sein.

Omega-3-Fettsäuren für das Gehirn

Seit vielen Jahren legen wissenschaftliche Erkenntnisse nahe, dass Omega-3-Fettsäuren unverzichtbar für die Hirnfunktion und die psychische Stabilität in allen Altersgruppen sind: Kinder werden intelligenter, wenn ihre Mütter schon in der Schwangerschaft gut versorgt sind, und AD(H)S, Depressionen sowie Demenzen treten bei einer gesicherten Versorgung seltener auf. Unter Umständen können diese Erkrankungen mit den »Dreiern« sogar gelindert werden, wenn bei den Betroffenen ein deutliches Defizit besteht und dieses ausgeglichen wird. Gehört haben viele schon von den »wundersamen« Fettsäuren, aber oft fehlt das Wissen darüber, wie man diese Information für sich umsetzen kann. Auch Ärzte kennen sich auf diesem Gebiet meist nicht gut aus. Wenn Sie sich um Ihre Versorgung oder die Ihrer Angehörigen selbst kümmern wollen, sollten Sie ein paar Fakten kennen.

Im Körper sind zwei Varianten der Omega-3-Fettsäuren aktiv, deren komplizierte Namen mit DHA und EPA abgekürzt werden. Um zu ermitteln, wie gut die Gewebe damit versorgt sind, wird das Fettsäureprofil der roten Blutkörperchen bestimmt. Da diese etwa vier Monate leben, erlaubt das Profil eine Einschätzung über diesen Zeitraum. Der Messwert wird Omega-Index genannt und liegt idealerweise zwischen acht und elf Prozent. Auf keinen Fall sollte er unter vier Prozent sinken. Studien zufolge bewegen sich die meisten Menschen jedoch viel zu dicht an dieser Untergrenze, während kaum jemand die Hürde zu den Idealwerten schafft.

Es ist individuell verschieden, wie viel DHA und EPA ein Mensch zu sich nehmen muss, um in den Bereich von über acht Prozent zu gelangen. Als Faustregel ist dafür täglich mindestens ein Gramm einer Mischung der beiden »Dreier« nötig. Natürlicherweise sind die Fettsäuren nur in Meeresfischen aus kalten Gewässern (das Mittelmeer zählt also nicht) enthalten, und Sie müssten im Durchschnitt täglich zwischen 50 Gramm (Hering) und 200 Gramm (Lachs und Ma-

krele) essen, um die empfohlene Mindestmenge aufzunehmen. Fische aus Aquakultur werden häufig mit viel Getreide
gefüttert und bieten dann weniger DHA und EPA.

Wer Fischöl einnehmen will, das es in Flaschen oder Kapseln
zu kaufen gibt, sollte sich das Kleingedruckte der Inhalts-
stoffe genau anschauen: Wie viel von dem Produkt muss man
einnehmen, um sich tatsächlich ein Gramm der begehrten
Fettsäuren zuzuführen? Oft relativiert sich dann der Unterschied zwischen scheinbar günstigen und teuren Produkten.
Omega-3-reiche Pflanzenöle sind leider keine Alternative –
auch wenn es häufig anders behauptet wird: Die Veggie-Vari-
ante unter den »Dreiern« namens alpha-Linolensäure wird
kaum zu den im Körper aktiven Formen umgebaut. Die einzige nicht-tierische Quelle für DHA und EPA sind spezielle
Mikroalgen, die in Meerwassertanks gezüchtet werden und
deren Öl als Nahrungsergänzungsmittel angeboten wird.

Bisher gibt es keine Untersuchungen, ob es eine Neurofeedback-Behandlung beeinflussen würde, wenn die Klienten
parallel ihre Versorgung mit Omega-3-Fettsäuren optimie-
ren. Auch praktische Erfahrungen sind mir bisher nicht bekannt – aber es erscheint mir spannend, dieser Spur nach-
zugehen.

Die meisten Experten sehen in diesen Faktoren aber nur Ver-
stärker für die eigentliche Ursache. Es gilt als sicher, dass eine
Veranlagung für AD(H)S angeboren ist, sich aber vor allem in
einer Umwelt der Reizüberflutung ausprägt: Rasselketten am
Wickeltisch, Fernsehen als Dauerbeschäftigung und kein Ent-
kommen vor Motorenlärm, Musikberieselung und blinkenden
Leuchtreklamen. Vermutlich besteht bei vielen betroffenen

Kindern von Geburt an eine Empfindlichkeit oder Fehlregulierung des Dopamin-Systems, entweder genetisch bedingt oder durch verschiedene Einflüsse in der Schwangerschaft, wie zum Beispiel eine starke psychische Belastung der werdenden Mutter. Das Kind reagiert dann stärker auf Stimulationen, und das regt die Empfindlichkeit stetig weiter an.

Vor allem Jungen neigen dazu, diese Reizsensibilität auszuagieren – und das auch noch völlig ungehemmt, sodass sie öfter unangenehm auffallen als Mädchen. Wenn diese in stille Verträumtheit versinken, wirkt das auf den ersten Blick schüchtern, aber tendenziell eben auch nett und brav. Es ist unklar, ob tatsächlich mehr Jungen als Mädchen AD(H)S haben oder ob die Zahlen aufgrund der genannten Unterschiede in Schieflage sind – die Diagnose jedenfalls wird Jungen fast doppelt so häufig gestellt wie Mädchen. Früher ging man davon aus, dass sich die Störung irgendwann »auswächst«, doch offenbar bleibt sie bei etwa 60 Prozent der Betroffenen bestehen. Die Hyperaktivität verändert sich dabei meist zu einer andauernden inneren Unruhe.

Behandelt wird die Aufmerksamkeitsdefizitstörung üblicherweise mit verschiedenen Verhaltenstherapien, häufig in Kombination mit dem Wirkstoff Methylphenidat, bekannter unter den Handelsnamen Ritalin und Medikinet. Die größte Kritik an diesen Medikamenten sind ihre Nebenwirkungen und dass die erwünschten Effekte nicht nachhaltig sind: Sobald man die Tabletten absetzt, kehren die alten Symptome zurück. Zudem erleben es gerade Kinder mitunter als sehr beschämend, für andere nur dann erträglich zu sein, wenn sie Pillen schlucken.

AD(H)S und Neurofeedback

Aus der Sicht des Neurofeedbacks liegt die Ursache von AD(H)S in einer Unteraktivierung des Gehirns. Ich erkläre das den Klienten und Angehörigen gerne mit einer einfachen Zeichnung: der Erregungs-Leistungs-Kurve (siehe Kasten). Bei den Betroffenen ist sie nach rechts verschoben und beginnt viel flacher. Das heißt, diese Menschen brauchen sehr viel Stimulation, um ihr Erregungsniveau in den Bereich zu heben, in dem Leistung überhaupt erst möglich wird. Das ist auch der Grund dafür, warum Methylphenidat – ein aufputschender Wirkstoff! – bei dieser Störung wirksam ist. Was bei den »Träumerchen« und »Trödelliesen« logisch erscheint, wird Sie vermutlich überraschen, wenn Sie je ein hyperaktives Kind in Aktion erlebt haben. Doch all die Unruhe und Zappelei sind unbewusste Strategien, um nicht innerlich abzudriften, sondern aufnahme- und handlungsfähig zu bleiben. Bei diesen Menschen ist es wie eine Selbsttherapie, mehrere Sachen gleichzeitig zu tun und zum Beispiel während eines Vortrags oder im Meeting am Handy herumzuspielen. Sie *können* nicht aufmerksam sein, wenn sie nichts nebenbei machen dürfen. Für die Menschen in ihrem Umfeld, deren Gehirn ganz anders funktioniert, ist das jedoch nur schwer zu akzeptieren.

Die Erregungs-Leistungs-Kurve

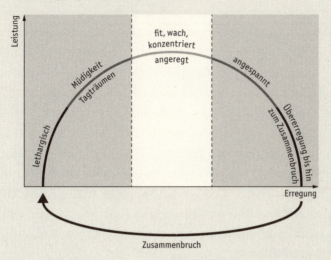

Diese Grafik zeigt sehr schön, wie die beiden Parameter Erregung und Leistung miteinander verbunden sind. Erinnern Sie sich an die Schulexperimente mit Stromkreisen: Ist die Spannung zu gering, passiert gar nichts, oder das Glühlämpchen funzelt allenfalls trübe vor sich hin. Ist sie zu hoch, knallt das überlastete System schnell durch – Kurzschluss. Nur wenn der »Saft auf der Leitung« richtig reguliert ist, wird man mit einem strahlend hellen Licht belohnt. Übertragen auf die Leistungsfähigkeit des Gehirns bedeutet das: Bei einem zu geringen Erregungsniveau kommt der Betroffene auch dann nicht »in die Puschen«, wenn konzentriertes Denken und zielgerichtetes Handeln gefragt sind. Ist es dagegen zu hoch, reagiert das Nervensystem überempfindlich auf Reize und ist dadurch schneller erschöpft. Am höchsten ist die Leistungsfähigkeit des Gehirns im mittleren Bereich, der hier als hellere Fläche dargestellt ist: Das Gehirn ist sehr angeregt und zugleich frisch genug, um sich gut auf eine Aufgabe konzentrieren zu können. Das heißt aber nicht, dass man sich in dieser Zeit mit geistigen Herausforderungen beschäftigen muss – das Gehirn würde andernfalls keineswegs wie ein Rennwagen im Leerlauf aufheulen. Man kann diesen Zustand auch einfach bei einem Stadtbummel genießen, ohne eine Leistung im klassischen Sinne zu erbringen.

Ist die Erregung weniger stark und der Mensch entspannt, stellt sich ein träumerischer Zustand ein. Bei einem noch niedrigeren Erregungsniveau sind die Betroffenen jedoch so lethargisch, dass kaum noch eine zielgerichtete Aktivität möglich ist. Bei einem gut regulierten Gehirn ist das schlicht der Zeitpunkt, an dem es sich mit erholsamem Schlaf regenerieren muss.

Auf der anderen Seite kann das Gehirn auch zu stark erregt sein, um wirklich optimal arbeiten zu können. Es gerät in diesen angespannten Zustand, wenn es viele Reize verkraften muss, ohne genug Erholungspausen zu bekommen. Man kann dann zwar immer noch viel leisten, aber dies kostet mehr Mühe, als eigentlich nötig wäre. Zudem wird es immer weniger wahrscheinlich, dass Aufgaben bewältigt werden können, die Weitblick und Kreativität erfordern. Steigt die Übererregung noch weiter, wird das als existenzielle Bedrohung empfunden, die nur mit Kampf, Flucht oder völliger Erstarrung (Totstellen) bewältigt werden kann. Der Pfeil unten symbolisiert, dass eine solche Situation eine tiefe Erschöpfung nach sich zieht. Diese ist beim Burnout so tief und umfassend, dass die Betroffenen schon durch kleinste Anforderungen in den angespannten oder sogar übererregten Bereich katapultiert werden.

Bei allen anfallsartig auftretenden Funktionsstörungen des

Gehirns (im Neurofeedback »Instabilitäten« genannt), ist die ganze Kurve viel schmaler. Die Betroffenen geraten nicht nur leichter aus dem optimalen Zustand, die Folgen sind häufig auch extrem und können zum Beispiel in Panik-, Migräne- oder epileptische Attacken münden.

Interessanterweise kann diese Eigenart des Gehirns in manchen Situationen auch ein Vorteil sein. Ein Beispiel mag das verdeutlichen. Ich habe einmal einen Segelkurs geleitet, in dem es einen Teilnehmer gab, der fast immer abwesend wirkte und alle mit seiner trägen Reaktionsgeschwindigkeit ganz verrückt machte. Doch irgendwann gerieten wir in einen Sturm, und plötzlich war Peter in seinem Element – während die anderen Anfänger ziemlich überfordert waren. Beim Segeln in normalem Wetter hatten sie die Abläufe stets korrekt und flott ausführen können, aber nicht in einer Situation, in der sich die Bedingungen viel schneller veränderten als gewohnt und die Reize nur so auf sie einprasselten. Peter dagegen blühte auf und arbeitete mit einer Bestimmtheit und in einem Tempo, die alle erstaunte – mich eingeschlossen. Obwohl ich als Therapeutin mit solchen Phänomenen vertraut bin, ist es doch immer wieder verblüffend, sie »in freier Wildbahn« zu erleben.

Idealerweise ist ein Mensch jedoch in der Lage, auch dann bei der Sache zu sein und angemessen reagieren zu können, wenn weniger Action geboten wird. Genau diese Fähigkeit wird beim Neurofeedback entwickelt. Um die richtigen Trainingsparameter zu finden, erhebe ich wie immer zuerst die Bandbreite der Symptome und wäge ab, ob ich beruhigend-loslassende Tendenzen stärken will oder aktivierend-kontrollierende. So ist zum Beispiel die Impulskontrolle eine aktive Fähigkeit, aber es wäre nicht sinnvoll, das Gehirn in diese Richtung zu trainieren, solange die Unruhe noch zu stark dominiert. Am Beispiel von Justin möchte ich erläutern, was das praktisch bedeutet (beim Thema Zwangsstörungen komme ich nochmals darauf zurück).

Fallbeispiel: ADHS (Kind)
Erst die Ruhe, dann die Kraft

Der siebenjährige Justin kommt mit der Diagnose ADHS zu mir. Er ist extrem unruhig, macht ständig Dinge kaputt und erträgt es nicht, wenn etwas nicht nach seinem Willen geht. Zudem kann er sich kaum auf etwas konzentrieren, und wenn es dann doch vorkommt, dass ihn etwas in den Bann zieht, ist er davon nicht wieder zu lösen. Jede Information muss sehr oft wiederholt werden, damit sie wirklich bei ihm ankommt. Mit Veränderungen kann er sehr schlecht umgehen. Wenn diese nicht lange und ausführlich eingeführt werden, gerät er sofort in eine emotionale Krise, rastet total aus und brüllt quälend lange herum. Diese Kombination von Symptomen lässt mich vermuten, dass Justin zusätzlich auch am Asperger-Syndrom leidet, also an einer Form von Autismus. Dafür spricht auch, dass er anderen nicht in die Augen sehen kann und in manchen Bereichen seinen Altersgenossen weit voraus ist. So konnte er zum Beispiel schon sehr früh lesen, hat ein extrem gutes Gedächtnis und begreift komplizierte naturwissenschaftliche Zusammenhänge aus dem Bereich der Astrophysik.
Wegen der starken Unruhe und seiner emotionalen Instabilität beginne ich das Neurofeedback-Training so, dass es eher die beruhigenden Fähigkeiten stärkt. Dabei hilft mir eine Sache sehr, um das für ihn richtige Feedback zu finden: Justin kneift immer wieder unwillkürlich ein Auge auf charakteris-

tische Weise kurz zusammen, so etwas nennt man »Tic«. Manche Einstellungen verstärken dieses Verhalten bei ihm, andere verringern es dagegen sofort deutlich.

Die ersten Behandlungserfolge stellen sich dann bereits nach drei Sitzungen ein – so schnell, dass Justins Familie kaum mitkommt. Verwundert berichtet der Vater: »Auf einmal müssen wir nicht mehr alles hundert Mal sagen, bevor es ankommt.« Auch bei mir in der Praxis zeigt sich eine deutliche Veränderung. Wenn der Junge jetzt kommt, wuselt er zwar immer noch eine Weile herum, bevor er sich hinsetzt, aber sein Handeln ist zielgerichtet und konstruktiv: Er rückt sich zum Beispiel den Stuhl zurecht, holt sich eine Decke und das Kuscheltier. Recht schnell kann er auch den Blick halten; das Umherhuschen der Augen war also nur ein Ausdruck seiner Unruhe. Der Vater berichtet zudem, dass es jetzt viel seltener zu emotionalen Krisen kommt, diese weniger dramatisch sind und Justin sich schneller beruhigen lässt.

Irgendwann erhalte ich jedoch die Rückmeldung, dass Justin wieder angefangen hat, an seinen Haaren zu zupfen: Er reibt Knötchen in kleine Strähnen und reißt diese mitunter sogar aus. Das ist für mich ein wichtiger Hinweis, dem Training eine neue Richtung zu geben. Denn um schlechte Angewohnheiten zu unterlassen, braucht es Kontrolle, und das ist eine aktive Fähigkeit. Das Haarezupfen ist ein deutlicher Hinweis, die Therapie entsprechend anzupassen und nun die Impulskontrolle zu stärken.

Typisch für AD(H)S-Betroffene ist aber auch, dass sie gar nicht wahrnehmen, in welchem Erregungszustand sie sich gerade befinden. Sie meinen, sich immer gleich gut zu fühlen und liefern mir selbst dann nur wenig brauchbare Kommentare, wenn ich die Feedbackeinstellungen stärker verändere. Für viele

Menschen mit anfallsartig auftretenden Störungen wäre das unerträglich!

Sind aber die für sie richtigen Parameter gefunden, zeigen sich häufig schon recht schnell positive Effekte im Alltag – bei Justin waren es zum Beispiel nur drei Sitzungen. Es ist immer ein wunderbarer Moment, wenn ein Kind zum ersten Mal strahlend von neuen Erfahrungen berichtet und zum Beispiel erzählt: »Die anderen haben gesagt, ich hätte mich toll verändert.« Oder: »Die Lehrerin hat mich gelobt!«

Mitunter bricht diese positive Haltung in der Zeit darauf jedoch noch einmal ein. Der Grund: Die Klienten entwickeln durch das Training eine bessere Selbsteinschätzung und erkennen, wie viele Fähigkeiten ihnen fehlen. Typische Sätze in dieser Phase sind zum Beispiel: »Ich bin viel schlechter als alle anderen in meiner Klasse.« Oder: »Wie soll ich denn ohne Abschluss jemals einen Job finden?« In solchen Fällen ist es wichtig, die Therapie durch Nachhilfe, ein berufliches Coaching oder andere unterstützende Maßnahmen zu ergänzen.

Ebenfalls nicht selten passiert es, dass Kinder sich gut entwickeln, aber ihre neuen Fähigkeiten im Familien- oder Klassengefüge noch nicht wirklich erkannt werden. Dann nutze ich mitunter den »Continuous Performance Test« (siehe Teil 2, Kapitel 3), um den Eltern anhand der gestiegenen Konzentrationsfähigkeit zu verdeutlichen, welche Fortschritte ihr Kind schon gemacht hat. Manchmal ist aber auch eine zusätzliche Familienberatung nötig, um zu einem wirklich harmonischen Miteinander zu finden. Gar nicht so selten erkennt jedoch mindestens ein Elternteil, dass er oder sie selbst an AD(H)S leidet und der Haussegen nicht nur wegen des Kindes ständig schief hängt. So erging es Michael, der hier selbst seinen Fall schildert.

Fallbeispiel ADHS (Erwachsener)

Die Impulsivität hat eine Menge Ärger eingebracht

Bei mir wurde erst vor zwölf Jahren entdeckt, dass ich ADHS habe – also im Alter von 36 Jahren. Damals sprach eine Lehrerin mich und meine Frau auf das Verhalten unseres Sohnes an, und alles, was sie beschrieb, kam mir sehr bekannt vor: Es klang wie eine Nacherzählung meiner eigenen Schulzeit. Ich ließ mich dann von einem Psychologen untersuchen, der meinen Verdacht bestätigte. In meiner Kindheit wusste niemand was von dieser Störung, da hieß es: »Der ist halt so.« Ich war impulsiv, unruhig und wild, konnte aber auch richtig wegtreten, wenn es langweilig war – und das war in der Schule leider meistens der Fall. Ich habe dort wirklich sehr, sehr gelitten und letztlich 13 Jahre bis zur mittleren Reife gebraucht. Ständig wurde mir unterstellt, ich wäre faul oder würde mir nicht genug Mühe geben. Nur ein Lehrer hat erkannt, dass ich eigentlich schon was draufhabe. Wenn Klassenarbeiten anstanden, bin ich oft krank geworden – also wirklich, nicht gespielt. Wenn ich dann nachschreiben musste, hat mich dieser Lehrer auffällig oft »vergessen«, sodass ich eine halbe Stunde länger zum Schreiben hatte. Damit hat er mir unglaublich geholfen. Später habe ich die Fachhochschulreife nachgemacht und studiert. Es ist schon erstaunlich, dass ich trotz allem Karriere gemacht habe. Vermutlich, weil ich intelligent genug war, mich doch immer irgendwie durchzumogeln, aber auch durch die Unterstützung meiner Familie. Meine Eltern sind sehr tolerant und haben mir viele Freiräume gegeben, das war mein Glück. Und auch meine Rettung, denn als ich mit 19 raus war aus der Schule, habe ich es erst mal richtig krachen lassen – mit Drogen experimentiert und so. Irgendwann haben meine Eltern und meine Geschwister ein ernstes Wort mit mir geredet. Da habe ich dann die Kurve gekriegt.

Doch vor allem meine Impulsivität hat mir später im Berufsleben immer wieder geschadet. Mehr als einmal habe ich einem Chef um die Ohren gehauen, was ich von seinen Entscheidungen halte – und damit kann nicht jeder umgehen. Bei einem war es ganz schlimm, wir kamen einfach nicht miteinander klar und hatten dauernd Zoff. Der hat mich so getriggert, dass ich oft richtig ausgerastet bin. Ich bin sicher, dass nur die tolerante Erziehung meiner Eltern verhindert hat, dass aus meiner Impulsivität gewalttätige Ausbrüche wurden.

Als bei mir und meinen beiden Kindern ADHS diagnostiziert wurde, habe ich viel im Internet recherchiert und bin schließlich auf Neurofeedback gestoßen. Vor sieben Jahren haben wir dann alle die Therapie bei Meike Wiedemann gemacht. Das hat bei etwa 30 Sitzungen pro Person eine ziemliche Stange Geld gekostet – ich habe dafür sogar einen Kredit aufgenommen –, aber das war es wert. Mir hat es enorm geholfen. Ich bin kein anderer Mensch geworden, aber ich habe meine Impulsivität im Griff – sogar bei dem einen Chef, der mich so nervt. Außerdem fällt es mir heute viel leichter, mich auf Sachen zu konzentrieren, die eher langweilig sind. Auch bei meinem Sohn hat es vor allem die Impulsivität beherrschbar gemacht, er ist heute sehr ausgeglichen. Seine Lust auf Schule hat die Therapie allerdings nicht besonders beflügelt, aber ich bin überzeugt, dass er trotzdem seinen Weg gehen wird. Seine Schwester hat in dieser Richtung mehr profitiert, denn sie lernt eigentlich gerne und kann sich jetzt besser konzentrieren.

Was mich besonders freut: Früher war das Familienleben verdammt anstrengend, mit Rumschreien, Türen knallen und so, ganz furchtbar. Heute sind meine Kinder gerne mit mir zusammen und ich mit ihnen. Und das ist wirklich schön.

2. Autismus-Spektrum-Störung (ASD)/Asperger-Syndrom

Es war wohl der Film »Rain Man«, der das Thema Autismus 1988 zum ersten Mal ins öffentliche Bewusstsein rückte; Dustin Hoffman erhielt für seine Darstellung des Autisten Raymond sogar einen Oscar. Auch in der Fachwelt war die Störung zu diesem Zeitpunkt erst seit rund 40 Jahren bekannt, obwohl sie keineswegs selten ist, sondern bei sechs von 1000 Kindern auftritt. Doch bis dahin waren viele der Betroffenen undifferenziert als schwachsinnig betrachtet worden.

Zwei Ärzte hatten, unabhängig voneinander, die Störung erstmalig beschrieben. Erstaunlicherweise gaben beide, der amerikanische Psychiater Leo Kanner ebenso wie der österreichische Kinderarzt Hans Asperger, dem von ihnen beschriebenen Phänomen den gleichen Namen: Autismus. Damit wollten sie ausdrücken, dass hier vor allem eine Kontaktstörung vorliegt; die Betroffenen sind unerreichbar für andere in sich zurückgezogen und können nur schwer eine Verbindung zu anderen Menschen aufbauen. Berührungen sind für sie häufig unerträglich.

Welche Folgen das hat, wurde von Dustin Hoffman wirklich gut dargestellt, aber natürlich ließ sich im Film nur eine Version der Störung zeigen. Tatsächlich hat sie unendlich viele Gesichter und tritt in ganz unterschiedlichen Schweregraden auf. Das Spektrum umfasst schwer behinderte Kinder, die auch als Erwachsene kein selbstständiges Leben führen können, bis hin zu Menschen, die nur »autistische Züge« haben und allenfalls exzentrisch und verschroben wirken. Inzwischen werden Formen von Autismus, bei denen die Betroffenen mit entsprechender Förderung zu einem weitgehend normalen Leben finden können, als »Asperger-Syndrom« bezeichnet. Diese Formen machen etwa ein Viertel der Fälle aus. Die grundlegende Gemeinsamkeit bei allen Varianten: Die Betroffenen haben wenig oder gar kein Gespür für das Innenleben anderer Menschen, sie können sich nicht in andere hineinversetzen. Doch genau diese Fähigkeit ist die Voraussetzung dafür, mit anderen zu kommunizieren, ihre Gefühle zu verstehen und sich innerhalb einer Gemeinschaft zurechtzufinden.

Autisten können Körpersprache nicht entschlüsseln – eine Fähigkeit, die für einen Gesunden so selbstverständlich ist wie atmen. Gelegentlich schaffen es einige, das Verhalten anderer Menschen durch logische Kombinationsgabe zu deuten. Das heißt: Sie haben auswendig gelernt, was Leute in bestimmten Situationen typischerweise tun und wie man dann reagieren sollte – so, als ob sie es mit Menschen von einem fremden Stamm zu tun hätten oder sogar mit einer völlig anderen Spezies. Doch selbst, wenn das gelingt: Witze, augenzwinkernde Wortspiele und Ironie bleiben ihnen meist verschlossen.

Möglicherweise ist bei Autisten sogar die Verbindung zum eigenen Ich gestört. Das lassen jedenfalls die Berichte der bekannten Autistin Temple Grandin vermuten, die weit genug aus der Störung herausgefunden hat, um sie in Büchern und Vorträgen zu beschreiben. Dem Denken von Autisten fehlt häufig die Subjektivität und Emotionalität, die für die meisten Menschen völlig normal ist. Stattdessen wirkt es eher wie Datenverarbeitung (tatsächlich beschreibt Grandin es auch immer wieder mit technischen Ausdrücken): wenig lebendig, starr und prozesshaft, aber dafür in bestimmten Teilbereichen ungeheuer präzise. Wie viele unter den »gut funktionierenden«

Autisten ist auch Grandin hochintelligent und hat erstaunliche Talente.

Für Außenstehende sind besonders die sogenannten Inselbegabungen faszinierend: geradezu übernatürlich erscheinende Fähigkeiten bei einem Menschen, der andererseits Dinge nicht beherrscht, die eigentlich schon für Kleinkinder normal sind. Film-Autist Raymond lernt zum Beispiel innerhalb weniger Stunden ein dickes Telefonbuch auswendig und kann mit einem Blick auf heruntergefallene Zahnstocher sagen, dass genau 246 davon am Boden liegen. Ein Beispiel aus dem wahren Leben: Der Autist Stephen Wiltshire ist in der Lage, detaillierteste Zeichnungen einer Stadt anzufertigen, die er nur einmal bei einem Rundflug anschauen konnte. Auf seiner Internetseite www.stephenwiltshire.co.uk finden Sie den Link zu einem beeindruckenden Film, der ihn beim Zeichnen zeigt.

Immerhin zehn Prozent der Autisten gehören zu den »Savants«, wie man Menschen mit solchen völlig außerhalb der Norm liegenden Fähigkeiten nennt. Doch so »cool« ihr Können erscheinen mag: Ihr Leben wird weit mehr von den negativen Symptomen bestimmt. Typisch ist, dass sie zugleich überempfindlich und abgestumpft auf Reize reagieren und selbst kleinste Veränderungen nicht ertragen können. Schon so etwas wie eine neue Zahnbürste zu bekommen oder anders als üblicherweise ins Auto einsteigen zu müssen, kann heftige emotionale Krisen und Schreianfälle auslösen. Autisten können von sinnlos erscheinenden Dingen und Tätigkeiten, wie etwa Steine herumzudrehen, völlig gefesselt sein – im wahrsten Sinne des Wortes. Hinzu kommen verschiedenste Tics, also stereotype Bewegungsabläufe, Koordinationsstörungen und sprachliche Auffälligkeiten. Letztere reichen von einer seltsam formelhaften, tonlosen Art zu sprechen bis zum Wiederholen sinnloser Sätze.

Als Ursache für Autismus kommt eine erbliche Veranlagung in Frage, aber auch Probleme in der Schwangerschaft, Umwelteinflüsse, Stoffwechselstörungen oder eine Entzündung des Gehirns. Jungen sind vier Mal häufiger betroffen als Mädchen. Ob das an den männlichen Hormonen liegt, genetisch bedingt ist oder nur öfter diagnostiziert wird, ist umstritten. Eine Therapie gibt es bis heute nicht, weder psychotherapeutisch noch medikamentös.

Autismus und Neurofeedback

In der Praxis sind Autismus und AD(H)S häufig eng verwoben. Der Grund liegt wohl darin, dass in beiden Fällen eine Fehlfunktion von Wächter- und Ruhenetzwerk vorliegt. Zur Erinnerung: Das Ruhenetzwerk muss aktiv werden, um Eindrücke und Erlebnisse zu verarbeiten und dazu eine innere Haltung zu formen. Hier wird verknüpft, wie jemand die Welt wahrnimmt, wie er mit ihr in Beziehung tritt und sich als Individuum darin einordnet. Die Theorie, dass bei Autisten das Ruhenetzwerk nicht »anspringt«, würde erklären, warum sie auch zu sich selbst wenig Zugang haben – und ohne dieses Ich-Bewusstsein bleibt auch der Kontakt zu anderen versperrt.

Es ist noch gar nicht so lange her, dass Autisten aufputschende Mittel verabreicht bekamen, weil man meinte, sie wären unempfänglich für Reize. Dabei ist es genau umgekehrt: Die Betroffenen sind maßlos überempfindlich, weil ihnen die Fähigkeit fehlt, Eindrücke zu gewichten. Einem Asperger-Kind im Klassenzimmer erscheint alles gleich intensiv: das Rauschen des Straßenverkehrs vor dem Fenster, die Schatten der windbewegten Blätter auf der Wand, der grellfarbene Pulli des Tischnachbarn und irgendwo in dieser Flut auch das, was die

Lehrerin gerade sagt. Deshalb beharren die Betroffenen so darauf, dass alles immer gleich sein muss: Feste Strukturen machen den ständigen Input erträglicher. Die andere Strategie besteht darin, sich in eine möglichst reizarme Umgebung zurückzuziehen oder sich innerlich total abzuschotten.

Die Übererregung des Gehirns stört vor allem die Funktion der rechten, »gefühligen« Hirnhälfte, während sie auf der analytischen linken zu einer besonderen Leistungsfähigkeit führen kann – auch wenn diese Leistungen starr auf bestimmte Gleise gezwungen bleiben. Ein Beispiel: Ein Autist kann vielleicht den ganzen Fahrplan auswendig, aber das nützt ihm überhaupt nichts, wenn sein Bus nicht exakt um 8.32 Uhr kommt. Durch die übermäßige Erregbarkeit des Gehirns bringt ihn schon die kleinste Abweichung völlig aus der Fassung – das Denken verengt sich wie bei einer existenziellen Bedrohung, obwohl er doch eigentlich weiß, wann der nächste Bus fahren soll.

Beim ILF-Training geht es daher zuerst darum, die rechte Gehirnhälfte zu beruhigen. Der große Vorteil dieser Form des Neurofeedbacks liegt darin, dass auch sehr kleine Kinder und solche mit starken Entwicklungsverzögerungen behandelt werden können. Sobald das Gehirn der Klienten lernt, wie es die Übererregung der rechten Hemisphäre herunterregulieren kann, sind neue Verhaltensweisen möglich. Wie lange das Training dauert, ist natürlich individuell verschieden, aber erste Erfolge zeigen sich üblicherweise sehr schnell. Den Leidensdruck der Betroffenen und ihrer Familien schon nach wenigen Sitzungen deutlich lindern zu können, macht die Arbeit mit Autisten und Asperger-Klienten sehr befriedigend.

Was die Behandlungserfolge für die Klienten und ihre Angehörigen bedeuten, zeigt wohl am besten der Brief einer Mutter, der mich nach einem Weihnachtsurlaub erreichte. Sie war zuvor mit ihrem siebenjährigen Sohn Luca drei Mal für ein Intensivtraining aus Norddeutschland nach Stuttgart angereist. Darunter ist ein Behandlungszyklus von zehn Sitzungen innerhalb von fünf Tagen zu verstehen. Der Junge zeigte deutliche autistische Züge, aber auch ADHS-Symptome.

Fallbeispiel Autismus
Lucas Veränderung aus der Sicht seiner Familie

Liebe Meike,

bitte verzeih, dass ich nicht früher geschrieben habe. Ich war so skeptisch, ob Lucas Entwicklungen wirklich auch von Dauer sind. Sie sind es tatsächlich! Ich finde keine Worte dafür, wie dankbar ich Dir bin. Er kann sich ausdrücken, spricht in langen, ausformulierten Sätzen, fragt selbst etwas und beantwortet Fragen. Er bemerkt, was um ihn herum passiert, interessiert sich dafür und kommentiert es auch. Er lacht über Witze und versucht sogar, selbst welche zu machen!!! Sein Gedächtnis ist auch besser geworden, wenn man ihm etwas aufträgt, muss man es nicht schon nach ein paar Sekunden wiederholen. Er spricht auch über Dich und sagt, dass Du ihm geholfen hättest, dass er gern zu Dir geht und dass Du klasse wärst!
Er unterhält sich mit seinen Mitschülern und kann jetzt auch telefonieren, und zwar ohne nur zu wiederholen, was andere sagen. Er versteht offenbar mehr, was andere fühlen. Auch mit der Konzentration bei den Hausaufgaben klappt es besser. Wow! Unsere Nachbarn sind Ärzte und sehr beeindruckt darüber, wie sehr sich Luca verändert hat. Auch von anderen Leuten aus dem Bekanntenkreis und den Lehrern höre ich nur Gutes über seine Entwicklung. Lucas Klassenlehrerin hat zum

Beispiel gesagt, seine Aussprache sei jetzt besser, er würde analytischer denken und zu passenderen Lösungen kommen. Er kann sich besser erinnern und diese Erinnerungen beschreiben, so langsam klappt es, dass er die Ereignisse in die richtige Reihenfolge bringt. Auch das Zählen funktioniert und das Begreifen von Zahlen. Er ist auch geschickter und hat einen besseren Orientierungssinn.

Außerdem wollte er auf einmal Klavier spielen! Wir haben ein Instrument von den Großeltern zu uns geholt, das da nur herumstand und es stimmen lassen, jetzt klimpert er jeden Tag darauf herum. Mal sehen, wie sich das noch entwickelt.

Wir sind so dankbar für das alles!!! Wir werden Dich weiter auf dem Laufenden halten und auf jeden Fall wieder nach Stuttgart kommen.

Tausend Dank, liebe Meike!

Denise, Luca und Martin

3. Depression – Burnout – bipolare Störungen

Offiziell ist eine Depression als tieftrauriger, mutloser, völlig erschöpfter Zustand definiert, der mindestens zwei Wochen durchgehend anhält. Die Betroffenen sind desinteressiert, können sich an nichts erfreuen und zu nichts aufraffen. Nach der bereits erwähnten »Studie zur Gesundheit Erwachsener in Deutschland« geben im Verlauf eines Jahres rund zehn Prozent der Frauen und sechs Prozent der Männer an, dass bei ihnen eine Depression diagnostiziert wurde. Die Autoren der Studie gehen jedoch davon aus, dass noch wesentlich mehr Menschen von der tiefen Schwermütigkeit betroffen sind.

Heutzutage entsteht leicht der Eindruck, dass Depressionen sich wie eine Epidemie ausbreiten, aber es ist unklar, ob die Zahlen wirklich so viel größer sind als früher. Sicher ist, dass mehr über die Erkrankung gesprochen wird. Das ist gut so, aber trotzdem darf sie nicht als eine Art »verschärfte schlechte Laune« trivialisiert werden. Eine Depression erstickt jede Freude und kann das Leben zu solch einer Qual machen, dass 15 Prozent der Betroffenen keinen anderen Ausweg sehen, als sich selbst zu töten. Insgesamt gehen den offiziellen Zahlen zufolge bis zu 70 Prozent der Suizide auf eine Depression zurück.

Die Psychologie unterscheidet mehrere Erscheinungsformen. Bei einer endogenen Depression ist keine äußere Ursache für die Schwermütigkeit erkennbar, sie scheint in der Persönlichkeit des betroffenen Menschen angelegt zu sein. Dagegen entwickeln sich reaktive Depressionen – wie der Name schon sagt – aufgrund von zu großen psychischen Belastungen. Auch der Burnout gehört in diese Gruppe. Eine klare Unterscheidung gibt es nicht; im Allgemeinen jedoch werden Depressionen dann als Burnout bezeichnet, wenn sie durch berufliche Überforderung ausgelöst sind. Typischerweise neigen die Betroffenen dazu, perfektionistisch zu sein und es allen recht machen zu wollen. Unbewusst folgen sie dem Glaubenssatz: Wenn es nicht gut läuft, muss ich mich noch mehr anstrengen.

Winterblues oder echte Depression?
Häufig macht der Winter es einem wirklich nicht leicht, bei Laune zu bleiben. Beim Verlassen des Hauses ist es noch dunkel, beim Heimkommen schon wieder, und dazwischen ist es vor allem grau, trüb, nass und kalt. Alles wirkt abweisend: Die Menschen verkriechen sich in ihren Wohnungen oder vermummen sich in dicke Jacken. Doch während für einige selbst der fieseste Schmuddeltag wenigstens noch Stoff für Galgenhumor bietet, und sie sich auf Tee, Kerzen und Sauna freuen, fühlen sich andere in dieser Jahreszeit wochen- oder gar monatelang niedergeschlagen. Wenn es Ihnen auch so geht, haben Sie sich vermutlich schon gefragt: Ist das eine Depression?
Tatsächlich ist der Übergang vom »Winterblues« zur behandlungsbedürftigen Erkrankung fließend. Die verschiedenen Formen werden als SAD zusammengefasst (Seasonal Affective Disorder, deutsch: saisonale Gemütsstörung; gleichzeitig bedeutet das englische Wort »sad« im Deutschen »traurig«). Bis zu einem gewissen Grad ist es normal, dass die Stimmung etwa ab Mitte Oktober gedämpfter ist als im Som-

mer. Abschied, Tod und Leere werden dann zum beherrschenden Thema in der Natur, und kaum jemand kann sich der damit einhergehenden Melancholie völlig entziehen. Vor diesem Hintergrund werden auch Erinnerungen an leidvolle Erfahrungen und Verluste schneller wach und Probleme als gravierender wahrgenommen.

Doch es ist auch schlicht der Mangel an Licht, der auf die Stimmung drückt. Die Sonne als wichtigster »Zeitgeber« der inneren Uhr wirkt am stärksten auf den Biorhythmus ein, zum Beispiel über den Nervenbotenstoff Melatonin. Je heller das Licht, desto weniger schüttet der Körper von diesem müde machenden Neurotransmitter aus. In der Dämmerung wird die Melatoninproduktion verstärkt und erreicht etwa um drei Uhr nachts ihren Höhepunkt. Wer dann wach ist (und nicht gerade auf einer Party tanzt), steht meistens ziemlich neben sich: Anforderungen sind kaum zu bewältigen, jedes Problem wirkt riesengroß, und das ganze Leben erscheint anstrengend, grau und freudlos. Die Ähnlichkeiten zum Winterblues sind nicht zufällig: Bei den Menschen, die darunter leiden, wurden auch tagsüber erhöhte Melatoninspiegel gemessen. Dass dieser Botenstoff aus Serotonin gebildet wird, und dadurch der Spiegel dieses flapsig als »Glückshormon« bezeichneten Neurotransmitters sinkt, drückt die Gemütsverfassung noch zusätzlich nieder.

Dieses Ungleichgewicht der Hirnchemie ist zwar vermutlich nicht der einzige Grund für die Trübsal, aber trotzdem kann Licht helfen – häufig sogar in schweren Fällen. Wichtigste Maßnahme: Setzen Sie sich möglichst täglich der Sonne aus, und zwar idealerweise gleich morgens. Selbst an trüben Tagen wird ihre Kraft von kaum einer Innenbeleuchtung

> erreicht. Alternativ kann man sich beim Frühstück von einer Therapielampe bescheinen lassen, die das gleiche Lichtspektrum wie die Sonne aufweist und mindestens 10000 Lux erreichen sollte. Es kann allerdings rund zwei Wochen dauern, bis sich dadurch auch die Stimmung im Inneren aufhellt.

Eine ganz eigene Form der Depression sind bipolare Störungen, bei denen die Betroffenen zwischen depressiven und manischen Zuständen wechseln. In der Manie schäumen sie geradezu über vor Energie, sprudeln vor Ideen und starten hochfliegende Projekte. Während sie sich selbst in dieser Zeit meist richtig gut fühlen, sind sie trotzdem in Gefahr: Sie können sich verletzen, weil sie ihre körperlichen Fähigkeiten überschätzen; sie werfen womöglich ihre Ersparnisse zum Fenster hinaus und zerstören das Fundament ihrer Existenz zugunsten wirrer Pläne, wie zum Beispiel eine Strandbar in der Karibik aufzumachen. Allerdings kommen bipolare Störungen nicht immer so dramatisch daher; es gibt auch leichtere Formen, die als Zyklothymie bezeichnet werden.

> Depressionen können auch eine Nebenwirkung von Medikamenten sowie die Begleiterscheinung von Erkrankungen sein, zum Beispiel von chronischen Infektionen, Krebs oder Hormonstörungen.

Als Ursache für Depressionen in all ihren Varianten wird ein gestörter Stoffwechsel der Nervenbotenstoffe, insbesondere des Serotonins, angesehen. Doch inzwischen wird diese Erklärung von vielen Experten als unzulässige Vereinfachung abgelehnt, die erst dadurch so populär geworden ist, dass Medikamente dagegen auf den Markt kamen. Die am häufigsten verschriebenen Wirkstoffe sorgen dafür, dass an den Synapsen (siehe Teil 1, Kapitel 3) ausgeschüttetes Serotonin eine intensivere Wirkung erzielen kann. Daneben werden alle Formen von Depressionen auch mit psycho- und körpertherapeutischen Ansätzen behandelt. Bewegung wirkt ebenfalls nachweisbar positiv, allerdings vor allem vorbeugend, denn mitten in einer depressiven Episode schafft es kaum jemand, sich zum Sport aufzuraffen.

Eines der effektivsten kurzfristig wirkenden Mittel ist Schlafentzug. Nach einer durchwachten Nacht fühlt sich ein Großteil der Betroffenen viel besser und ist deutlich leistungsfähiger – warum, ist unklar. Der Effekt hält leider nur einen Tag an, aber das kann entscheidend sein, um die Kraft zu finden, sich Hilfe zu holen.

In schweren Fällen, die nicht auf andere Behandlungsmethoden ansprechen, greifen Ärzte inzwischen zunehmend auf verschiedene elektrische Stimulationen zurück. Bei der Elektrokrampftherapie (EKT) werden bestimmte Hirnbereiche unter Strom gesetzt, um einen Krampfanfall auszulösen. Der Patient ist währenddessen in Narkose, und Medikamente sorgen dafür, dass die Muskeln trotzdem entspannt bleiben. Bisher gibt es noch keine schlüssige Erklärung dafür, warum diese ziemlich grobe Prozedur hilft – mir scheint es so, als würde man im Gehirn schlicht eine Art »Reset« auslösen. Wie lange die Patienten sich danach besser fühlen, ist sehr unterschiedlich.

Bei der Vagusnerv-Stimulation wird den Patienten ein kleiner Schrittmacher implantiert, der schwache elektrische Impulse an die »Steuerungszentrale« für unwillkürliche Körperfunktionen aussendet. Auch hier gibt es noch kein allgemein akzeptiertes Modell, warum sich dadurch die Stimmung der Behandelten aufhellt. Das gilt auch für die Transkranielle Magnetstimulation (TMS), die bisher vor allem experimentell angewendet wird. Dabei wird das Gehirn von außen gezielt mit starken Magnetwellen gereizt; der Patienten spürt währenddessen nur ein Kribbeln auf der Kopfhaut.

Ich finde es gar nicht überraschend, dass solche Impulse von außen das Gehirn dazu anregen, sich selbst neu zu organisieren. Mit Neurofeedback lässt sich dieses Ziel aber häufig besser erreichen, weil dem Gehirn im Training stets direkt gespiegelt wird, was es tut – das intensiviert den Lerneffekt.

Depressive Störungen und Neurofeedback

Auch bei Depressionen ist das Erregungsniveau des Gehirns aus der Balance geraten – aber anders, als man intuitiv vermuten würde, ist es häufig zu hoch. Die Betroffenen sind zwar antriebslos und desinteressiert, aber vor allem auch ungeheuer angespannt, rastlos, voller Angst und Verzweiflung. Sie bekommen deshalb »nichts auf die Reihe«, wie sie es oft selbst ausdrücken, weil sie von dieser Übererregung so maßlos erschöpft sind. In diesem Zustand kann es schon wie ein unmögliches Vorhaben erscheinen, den Müll rauszubringen. Mit dieser Betrachtungsweise sind auch bipolare Störungen besser zu verstehen: Die Übererregung kippt mal in die eine, mal in die andere Richtung.

Da die Schilddrüse einen starken Einfluss auf die innere Erregung hat, sollte vor der Neurofeedback-Therapie geklärt werden, ob sie gut arbeitet oder medikamentöse Unterstützung braucht. Das gilt besonders bei Depressionen, aber auch bei vielen anderen hier beschriebenen Störungen.

Wie das Beispiel von Daniel zeigt, ist die Neurofeedback-Therapie auch bei endogenen, also in der Persönlichkeit angelegten

Depressionen wirkungsvoll, aber mitunter auch mühsam – sie braucht einfach ihre Zeit.

Fallbeispiel Endogene Depression

Das Ganze noch mal von vorn

Daniel war schon immer eher schwermütig. Ursachen oder Auslöser für die Depressionen des 23-Jährigen sind nicht erkennbar und wurden auch im Rahmen einer Psychotherapie nicht gefunden. Während des Studiums verschlechterte sich sein Zustand so sehr, dass er die Ausbildung abbrechen und in die Obhut seiner Eltern zurückkehren musste – was für eine Demütigung für einen jungen Mann! Zu unseren Terminen kommt er zwar zuverlässig, ist aber keineswegs überzeugt davon, dass Neurofeedback ihm helfen könnte. »Das bringt doch alles nichts«, ist einer der Sätze, die ich von ihm am häufigsten höre.

Tatsächlich ist der Behandlungsverlauf bei endogenen Depressionen oft zäher als bei anderen Formen, und die ersten Anzeichen einer Verbesserung sind meist sehr subtil und eher für andere Menschen wahrnehmbar. So ist es auch bei Daniel: Ich stelle nach einigen Sitzungen fest, dass sich sein Blick beruhigt, seine Stimme weniger verwaschen klingt und seine Berichte nicht mehr so wirr sind. Als Nächstes fällt er zu Hause als aktiver auf. Aber erst nach etwa 13 Terminen merkt er selbst, dass es bergauf geht. Er beginnt wieder zu joggen, und zwar nicht nur aus gesundheitlichen Gründen oder um sich irgendwie zu beschäftigen: Er hat wirklich Lust auf das Training und will sich sportlich verbessern.

Die Bewegung verstärkt die positive Spirale, die das Neurofeedback angestoßen hat. Daniel blüht richtig auf, widmet sich verschiedenen Projekten und entwickelt auch Ideen, wie er diese zum Beruf machen könnte. Zu diesem Zeitpunkt hat er rund 20 Sitzungen hinter sich. So positiv die Entwicklung ist: Meiner Ansicht nach ist sein Zustand noch nicht stabil. Doch er ist entschlossen, die Therapie zu beenden. Da ich niemanden zum Training zwingen kann (und auch nicht will), akzeptiere ich seinen Wunsch – beschwöre ihn aber, sich schnell zu melden, falls sich sein Gemüt wieder verdüstern sollte.

Tatsächlich zieht ihn das Scheitern eines Projektes gut ein Jahr später wieder in den Strudel der Schwermütigkeit, aber er meldet sich trotzdem nicht. Ein guter Freund schleppt ihn schließlich zu mir. Für mich ist die Behandlung ein einziges Déjà-vu: Wieder kommt Daniel nur widerwillig zu den Terminen, sieht den Sinn der Behandlung nicht und nimmt die ersten positiven Veränderungen kaum wahr. Natürlich erinnere ich ihn an den Verlauf der ersten Behandlungsrunde – wohl wissend, dass das in dieser Situation selten etwas nützt. Wenn einem Menschen die Schubkraft im Gehirn fehlt, kann er meist wenig damit anfangen, wenn jemand so etwas sagt wie: »Damals hat Joggen doch auch so toll geholfen.«

Bei dieser zweiten Runde zieht Daniel die Behandlung durch, bis ich der Meinung bin, dass er wirklich stabil ist. Um sich nicht wieder in aussichtslosen Projekten zu verausgaben, sondern beruflich den richtigen Weg für sich zu finden, holt er sich zudem Hilfe von einem auf solche Fragen spezialisierten Coach.

Reaktive Depressionen und Burnout lassen sich gut mit der Erregungs-Leistungs-Kurve (siehe Teil 3, 1. Kapitel) erklären. Durch ihre Situation und ihren persönlichen Umgang damit stecken die Betroffenen über längere Zeit – manchmal Jahre – in einem Zustand der angespannten Müdigkeit fest und rutschen immer weiter in den roten Bereich. Der Zusammenbruch kann auch sehr plötzlich kommen, wenn der ohnehin schon zu großen Last ein weiteres Gewicht zugefügt wird: Die Kraft ist schlagartig völlig aufgebraucht.

Gerade bei Burnout ist so ein Verlauf typisch. Die Behandlung kann zu Anfang mitunter sehr zäh sein, weil die Betroffenen innerlich so vibrieren, dass selbst die sanftesten Trainingsparameter als unerträglich stark empfunden werden. Bei einer Klientin musste ich schließlich auf eine DVD zurückgreifen, auf der ein Aquarium mit einer einzigen Kameraeinstellung abgefilmt worden war – selbst ein Aquarium-Zeichentrickfilm hatte sie gestresst. Häufig dauert es sehr lange, bis die Betroffenen wieder auf die Beine kommen. Sie haben ihre Ressourcen so gründlich ausgebeutet, dass nichts mehr vorhanden ist, was sie aktivieren könnten – sie müssen ihre Kraft mühsam von ganz unten wieder aufbauen. Das Neurofeedback-Training sollte immer mit einer Psychotherapie oder einem Coaching kombiniert werden, um neue Strategien zu finden, mit Anforderungen umzugehen.

Die Behandlung ist deutlich einfacher, wenn die Klienten vor dem völligen Zusammenbruch in meine Praxis kommen – so wie Bernd. Das Neurofeedback löst zwar sein Problem nicht, aber er findet dadurch leichter in erholsame Zustände und bleibt somit handlungsfähig.

Fallbeispiel Reaktive Depression
Wenn die Last einfach zu groß wird

Bernd (45) ist der typische Power-Typ, beruflich sehr umtriebig und erfolgreich. Doch dann gleitet seine Frau in eine schwere psychotische Erkrankung. In seinen Augen ist sie eine Gefahr

*für sich und andere (nicht zuletzt die gemeinsamen Kinder),
doch er findet bei niemandem wirklich Gehör. Die mit dieser
Situation verbundenen Belastungen haben nach und nach all
seine Kräfte aufgezehrt, bis er nun völlig erschöpft ist.*

*Tatsächlich stellt es einen großen Stressfaktor dar, wenn
Dinge ungeklärt sind und man nichts daran ändern kann. Die
Betroffenen hängen oft total in der Luft und wissen einfach
nicht, wie sie mit ihrer Wut, Verzweiflung und Trauer umgehen
sollen. Und anders als bei beruflichen Problemen kann Bernd
die Sache ja auch nicht dadurch beenden, dass er geht – er
müsste dann seine Kinder zurücklassen.*

*Er kommt zum Neurofeedback, weil er schwere Schlafstörun-
gen hat, sich total antriebslos fühlt und von seinen Mitarbeitern und auch den Kindern nur noch genervt ist.* »*Früher war
eine anstrengende Phase nach einem guten Wochenende vergessen, aber jetzt bekomme ich den Akku nicht mal mehr durch
eine Woche Urlaub voll*«*, erzählt Bernd. Am liebsten würde er
sich auf eine einsame Insel zurückziehen – niemanden sehen,
nichts tun müssen. Eine psychotherapeutische Behandlung
lehnt er ab, das ist für ihn* »*nur Gequatsche, das nichts bringt*«*.
Das Abfragen der Symptome im Rahmen des Neurofeedbacks
ist für ihn jedoch nicht nur in Ordnung, er kann sogar besonders gut beschreiben, wie sich die verschiedenen Einstellungen innerhalb einer Sitzung jeweils für ihn anfühlen.*

*Bernd kommt anfangs zwei Mal pro Woche und hat schon
nach der ersten Sitzung das Gefühl, dass sich* »*die Zwiebel-
schalen öffnen*«*. Er schläft auch bald besser, was die Gene-
sung immer sehr unterstützt. Direkt nach den Sitzungen ist er
für längere Zeit entspannt und sieht die Welt weniger düster.
Einmal jedoch passen die Feedbackparameter nicht gut und
treiben ihn in einen depressiven Schub – das ist natürlich ein
Rückschlag, mit dem man aber immer rechnen muss. Solche*

Effekte lassen sich allerdings schon in der nächsten Sitzung rückgängig machen, indem man zu besser funktionierenden Einstellungen zurückkehrt. So ist es auch bei Bernd – zum Glück hat er weiter Vertrauen in mich und die Methode.

Am Ende der Behandlung sind seine Probleme immer noch nicht gelöst, aber der Tunnelblick hat sich geweitet. Er sieht Möglichkeiten, die Situation doch noch zu verändern und erlebt sich wieder als handlungsfähig. Zudem kann er nun besser mit alltäglichen Herausforderungen umgehen und hat nicht mehr das Gefühl, davon erdrückt zu werden.

Ich bekomme immer wieder Anfragen von Menschen, die von weither anreisen müssen und deshalb ein Intensivtraining machen wollen. Bei Depressionen lehne ich das allerdings ab, wenn der Patient alleine nach Stuttgart kommen würde. Denn wie bei allen Depressionstherapien kann es auch beim Neurofeedback passieren, dass zuerst die Antriebslosigkeit verschwindet, während die Schwermut zunächst noch bestehen bleibt. Damit würde sich bei manchen der Betroffenen die einzige Bremse lösen, die sie noch vom Suizid abgehalten hat. Es ist deshalb unerlässlich, dass der Therapeut dieses unbequeme Thema anspricht und darauf achtet, ob die Klienten gerade am Anfang des Trainings von anderen Menschen unterstützt werden – Familienmitglieder, Freunde oder zur Not auch das Personal einer Klinik.

4. Angststörungen

Biologisch gesehen ist Angst die Reaktion auf den Eindruck, bedroht zu sein. Ob diese Angst »angemessen« ist, lässt sich nicht immer so leicht bewerten. Behandlungsbedürftig ist sie jedoch spätestens dann, wenn sie das Leben unangemessen einschränkt. Das betrifft Schätzungen zufolge 15 bis 25 Prozent der Menschen in Deutschland im Laufe ihres Lebens mindestens einmal.

Man unterscheidet Phobien und generalisierte Angststörungen. Bei Phobien werden die übermäßigen Ängste von bestimmten Dingen wie etwa Spinnen ausgelöst oder treten in bestimmten Situationen auf, beispielsweise wenn sich der Betroffene in einer Menschenmenge befindet. Bei einer generalisierten Angststörung gibt es so klare Auslöser nicht; doch die Grenzen zwischen beiden Formen sind fließend.

Typische Symptome einer Angstattacke sind Herzrasen und -stolpern, Zittern, Schweißausbrüche, Atemnot, Schwindel, Engegefühl und Schmerzen in der Brust, Übelkeit, Taubheit oder Kribbeln in Armen oder Beinen – also all die Reaktionen, die bei akuter Gefahr für Leib und Leben auftreten. Wenn für die Betroffenen jedoch kein äußerer Auslöser erkennbar ist, sind sie überzeugt, körperlich krank zu sein. Auch ihre Ärzte gehen in der Regel zuerst dieser Spur nach. Wird dann die Diagnose »Angststörung« gestellt – manchmal erst nach vielen Tests –, sind die Patienten allerdings nicht unbedingt erleichtert. Es ist für sie nur schwer vorstellbar, dass derart überwältigende Symptome »einfach so« entstehen können, und so bleibt die Sorge, der Arzt könnte doch etwas übersehen haben.

Doch natürlich kommen Panikattacken und andere Angststörungen keineswegs aus dem Nichts. Manchmal sind sie klar auf ein traumatisierendes Ereignis zurückzuführen – sei es ein Unfall, ein Verbrechen oder eine Naturkatastrophe. In anderen Fällen ist die Ursache für die völlig irrational erscheinenden Ängste nicht so offensichtlich. Typisch ist die starke innere Anspannung der Betroffenen, deren Ursprung sowohl in lange vergangenen seelischen Verletzungen wie auch in akuten Belastungen liegen kann. Zu Letzteren zählen zum Beispiel extreme Anforderungen im Beruf, eine schlimme Scheidung oder die Kräfte zehrende Pflege eines geliebten Menschen. Oft kommen mehrere solcher Faktoren zusammen.

Die Atmung ist bei Panikanfällen entscheidend. Wenn die Betroffenen beginnen zu hyperventilieren (oft ohne es zu bemerken), verändert sich der pH-Wert des Blutes, und das lässt die Muskeln krampfen. Die Patienten bringen sich also selbst in einen körperlichen Zustand, der äußerst bedrohlich wirken kann. Wer eine Attacke nahen fühlt, sollte deshalb immer forciert ausatmen, das wirkt der Hyperventilation entgegen.

Eine große Rolle spielt auch die sogenannte »Erwartungsspannung« rund um die nervös machenden Umstände sowie die ständige ängstliche Selbstbeobachtung. Viele Menschen, die schon mal Panikattacken erlebt haben, achten übergenau auf jede Regung ihres Körpers, warten geradezu auf den nächsten Anfall und geraten so in eine sich selbst verstärkende Spirale. Oft verknüpft das Gehirn auch die Attacke mit der Situation, in der sie passiert ist und überträgt damit die Angst auf etwas völlig Harmloses wie zum Beispiel U-Bahn-Fahren. Die Verbindung kann sich festigen, wenn sich der Betroffene bei weiteren Fahrten so unwohl fühlt, dass sich die innere Erregung zu einem neuen Anfall aufschaukelt. Sie würde aber auch dann enger geknüpft, wenn jemand danach die U-Bahn meidet. Vermeintlich bedrohlichen Situationen auszuweichen, kann dazu führen, dass man sich schließlich kaum noch aus dem Haus traut.

Phobien schnell loswerden

Spezifische Phobien wie Spinnen- oder Flugangst können den Betroffenen mit verschiedenen Methoden sehr einfach und schnell genommen werden. Dabei ist keineswegs eine Konfrontation mit der Furcht einflößenden Situation nötig – dieser Irrglaube hindert viele, eine Behandlung überhaupt in Erwägung zu ziehen. Wenn sich der Therapeut oder Coach daran orientiert, wie das Gehirn eine irrationale Angst lernt und sich immer weiter hineinsteigert, kann er den gleichen Prozess für das Umlernen nutzen. Entscheidend ist dabei, die Vorstellungskraft des Klienten geschickt zu steuern. Sie erinnern sich: Für das Gehirn macht es kaum einen Unterschied, ob es etwas wirklich erlebt, sich daran erinnert oder eine Szene fantasiert. So hat zum Beispiel das Neurolinguistische Programmieren (NLP) ausgefeilte Techniken entwickelt, um Phobien schnell zu beseitigen (sie werden daher auch als »Fast Phobia Cure« bezeichnet).

Besonders effektiv lässt sich das Unterbewusstsein in tranceartigen Zuständen, wie sie in der Hypnose erreicht werden, mit neuen und positiven Bildern »füttern«. Ein in dieser Therapieform erfahrener Therapeut kann zudem das Neurofeedback (Alpha-Synchronie-Training) unterstützend einsetzen, um die Klienten leichter in den tief entspannten und aufnahmefähigen Zustand zu führen. Es gibt übrigens keinen Grund, hypnotische Zustände zu fürchten: Man ist dabei keineswegs »weggetreten«, sondern wach und jederzeit in der Lage, die Trance selbst zu beenden.

Die medikamentöse Behandlung von Angststörungen ist in Verruf geraten, weil vor allem die Benzodiazepine (Beruhigungsmittel) ein hohes Suchtpotenzial haben. Sie verursachen mehr als zwei Drittel der Fälle von Medikamentenabhängigkeit in Deutschland. Es gibt auch verschiedene pflanzliche Arzneien, die angstlösend und beruhigend wirken. Zwar sind sie nicht stark genug, um echte Panikattacken in den Griff zu bekommen, können jedoch begleitend zu anderen Therapien eingesetzt werden. Inzwischen weiß man, dass körperorientierte Verfahren die Situation der Patienten eher verbessern als Gesprächstherapien. Der Grund: Die Angstreaktion wurzelt in Gehirnbereichen, die das Bewusstsein kaum erreicht, die aber umso intensiver mit dem Körper kommunizieren. Das Ziel besteht darin, Sinne, Muskeln und Nervensystem etwas anderes erleben zu lassen als das, was die Angst hervorbringt: Weite statt Enge, Beweglichkeit statt Erstarrung und Gelöstheit statt Anspannung. Auch Biofeedback und Hypnose können den Betroffenen helfen, die innere Unruhe zu verringern und selbst in für sie kritischen Situationen gelassen zu bleiben.

Angststörungen und Neurofeedback

Durch Neurofeedback lässt sich die Übererregung der Angstpatienten an der Wurzel packen: nämlich auf der Ebene des

Unterbewusstseins. Dabei gestalte ich das Training häufig so, dass zunächst die körperliche Anspannung deutlich geringer wird. Die Klienten fühlen sich dann wohler und können Symptome wie Herzstolpern oder Atemlosigkeit, die bei allen Menschen gelegentlich auftreten, nüchterner und nicht gleich als bedrohlich wahrnehmen. Im nächsten Schritt wähle ich die Elektrodenpositionen dann meist so, dass die Klienten emotional stabiler werden. Wenn jemand von seiner Angst in zwanghafte Gedanken oder Handlungen gedrängt wird, müssen dagegen andere Gehirnbereiche trainiert werden. Wie die Behandlung im Einzelnen ablaufen kann, zeigt das Beispiel von Manfred.

Fallbeispiel Angststörung
Die Angst im Griff

Schon immer neigte Manfred (48) dazu, sich viele Sorgen zu machen und über Worst-Case-Szenarien zu grübeln, doch mit den Jahren sind die ängstlichen Gedanken immer drängender geworden. Vor allem Unfallgefahren beschäftigen ihn und machten erst Flugreisen unmöglich, dann Rad fahren immer belastender – er ist früher gewöhnlich mit dem Fahrrad zur Arbeit gefahren, – schließlich mochte er sich auch nicht mehr ins Auto setzen. Als er zu mir in die Praxis kommt, leidet er unter quälenden Schlafstörungen und hat bereits mehrere Panikattacken erlebt, die ihm extrem bedrohlich erscheinen – nicht nur unmittelbar, sondern auch für seine berufliche Zukunft. Bisher hat er die Anfälle kaschieren können, aber er fürchtet, dass im Kollegenkreis bereits getuschelt wird.
Sein Schlaf bessert sich bereits nach der zweiten Sitzung er-

heblich, was ihn sehr motiviert. Nach fünf Sitzungen teste ich eine Elektrodenpositionierung aus, die häufig hilft, zwanghafte Gedanken zu beruhigen. Bei Manfred verursacht sie jedoch starkes Herzklopfen und -stolpern. Ich weiche deshalb auf andere Positionen aus, mit denen der beruhigende Effekt auf die Gedanken dann einige Sitzungen später erreicht wird. Innerhalb von 20 Terminen verschwinden nach und nach auch die anderen Angstsymptome, und Manfred kann wieder alle Verkehrsmittel benutzen. Trotzdem erlebt er noch einmal unvermittelt eine Panikattacke, und zwar beim Wegdösen auf dem Sofa. Die Ursache dafür bleibt unklar. Letztlich ist dieser Rückschlag aber gut für seine Entwicklung, denn er gibt Manfred das Gefühl, die Sache im Griff zu haben: Er hat die Attacke selbst zum Abflauen bringen können und war danach trotzdem noch fit genug, um den Rest des Tages zu gestalten wie geplant. Mit dieser Erfahrung kann er leichtere Anflüge von Angst immer besser auflösen. Schließlich vergrößern wir die Abstände zwischen den Trainingstagen immer weiter und beenden die Behandlung nach 30 Sitzungen.

Auch für mich als Therapeutin ist es befriedigend, eine Behandlung so »rund« abschließen zu können, aber nicht immer ist das möglich. Bei der Angstpatientin Stefanie zum Beispiel kam ich mit dem ILF-Neurofeedback nicht voran.

Fallbeispiel Angststörung
Stefanie unter Druck

Stefanie (38) hat ihre Angststörungen mit Tabletten eigentlich gut im Griff. Sie wünscht sich jedoch ein Kind und will während der Schwangerschaft keine Medikamente nehmen.

Einen Ausweg aus diesem Dilemma sieht sie erst, als sie vom Neurofeedback hört.

Die Behandlung verläuft jedoch von Anfang an holprig. Stefanie gehört zu den Menschen, die alles sehr genau planen und die Kontrolle behalten wollen. Sie löchert mich förmlich mit Fragen darüber, was bei der Behandlung passiert und wie lange sie dauert. Am liebsten würde sie vorab eine Garantie bekommen, »dass es was bringt«. *Doch das lässt sich nicht vorhersagen. Diese Unsicherheit ist für sie nur schwer auszuhalten. Hinzu kommt: Sie ist so erpicht darauf, schnell gute Ergebnisse zu erzielen und ihr* »Projekt Schwangerschaft« *anzugehen, dass sie sich stets fragt, was sie beim Training fühlen* »soll« – *und nicht, was sie wirklich spürt. Das macht es schwierig, die individuell passenden Parameter zu finden. Es überrascht mich daher nicht, dass sie negative Effekte erlebt: Einmal wird ihr schwindelig, ein anderes Mal bekommt sie Kopfschmerzen. Das ist ihr unheimlich und verstärkt ihr Kontrollbedürfnis noch.*

Schließlich empfehle ich ihr, die Behandlung lieber mit SCP-Neurofeedback fortzusetzen. Weil es bei diesem Training eine für das Bewusstsein erkennbare Aufgabe gibt, fühlt sich das für den Verstand so an, als könnte er das Geschehen beeinflussen. Ob sie meinen Rat angenommen hat, weiß ich allerdings nicht. Ich habe sie zwar einige Jahre später auf dem Weihnachtsmarkt in Begleitung von zwei Kindern gesehen, aber das müssen ja nicht unbedingt ihre eigenen gewesen sein.

Damit kein falscher Eindruck entsteht: Es ist nicht so, dass man sich auf das ILF-Neurofeedback »einlassen« muss. In den allermeisten Fällen wirkt das Training auch bei Menschen, die gerne die Zügel in der Hand behalten wollen.

5. Zwangsstörungen

Zwanghaftes Verhalten kann sich auf unterschiedlichste Weise zeigen. So können manche Menschen nicht aufhören, Belastendes zu denken. Sie malen sich zum Beispiel immer wieder aus, wie geliebte Menschen bei Unfällen getötet werden oder dass sie selbst andere beleidigen oder sogar ernsthaft verletzen. Andere müssen alles zählen, immer wieder nachschauen, ob das Bügeleisen auch wirklich ausgeschaltet ist oder sich so häufig und intensiv waschen, dass sie ihrer Haut ernsthaft schaden. Die Betroffenen wissen meist selbst, dass ihr Verhalten übertrieben und sinnlos ist und wehren sich dagegen, kommen jedoch meist nicht dagegen an. Wenn sie das Verlangen nach der bestimmten Verhaltensweise nicht ausleben können, treten massive Ängste auf. Behandelt wird die Störung ähnlich wie Angsterkrankungen.

Zwangsstörungen und Neurofeedback

Bei Angst-, Zwangs- und Ess-Störungen gibt es viele Überschneidungen und aus Sicht eines Neurofeedback-Therapeuten zudem eine wichtige gemeinsame Basis: Ihnen allen liegt eine immense innere Anspannung zugrunde. Bei Zwangshandlungen ist obendrein die hemmende Wirkung des präfrontalen Kortex zu schwach. Sie erinnern sich: Dieser Teil der Hirnrinde ist dafür zuständig, Handlungsimpulse zu hemmen (siehe Teil 1, 1. Kapitel). Der Betroffene ist nicht in der Lage, ein bestimmtes Verhaltensmuster zu unterbrechen, wenn es einmal angestoßen ist. Warum das meist eine ganz bestimmte, sehr eng umrissene Handlung betrifft, ist noch nicht bis ins Detail geklärt.

Um beim Neurofeedback die Impulskontrolle zu trainieren, müsste man jedoch aktivierende Tendenzen stärken – und wie Sie bereits bei Justins Fall (siehe Teil 3, 1. Kapitel) erfahren haben, ist das bei einem ohnehin übererregten Gehirn nicht empfehlenswert. Deshalb beginnt auch bei Zwangsstörungen die Therapie damit, Ruhe ins Nervensystem zu bringen. Manchmal reicht das schon, um das stereotype Verhalten zu unterbinden. So war es zum Beispiel bei Nele, deren Fall ich im folgenden Kapitel über Ess-Störungen schildern werde.

Zu viel Erregung oder zu wenig Kontrolle?

Manchmal ist es schwer vorherzusagen, ob hohe Erregung ein bestimmtes Verhalten verursacht oder enthemmte Kontrolle. Denken Sie an eine Flasche, aus der Champagner heraussprudelt: Das kann entweder daran liegen, dass die Flüssigkeit unter hohem Druck steht oder daran, dass der Korken nicht fest genug auf der Öffnung saß. Mit viel Kraft den Korken auf der Flasche zu halten (Emotionen und Impulse unterdrücken) ist ein aktives Verhalten, das mit einer starken Anspannung verbunden ist. Werden in dieser Situation die beruhigend-entspannend-loslassenden Fähigkeiten durch das Neurofeedback-Training gestärkt, kann ein sehr emotionales Verhalten frei werden: Wut kann dann ebenso »hochsprudeln« wie hysterisches Gelächter oder nicht enden wollendes Schluchzen.

Sie kennen das vermutlich von Situationen, in denen Sie Alkohol getrunken haben oder aber total erschöpft sind. Beides hat ebenfalls eine enthemmende Wirkung und kann Hinweise darauf geben, welches Verhalten normalerweise »zugekorkt« bleibt: Manche Menschen werden sentimental oder weinerlich, andere albern, quengelig oder aggressiv.

Im Rahmen der Neurofeedback-Behandlung stellt sich die Frage, wie die Enthemmung einzuschätzen ist. Manchmal ist es positiv, wenn unterdrückte Emotionen in Fluss kommen, manchmal schadet man sich damit selbst. Ein Beispiel: Bei einem Klienten sprudelte Ärger hoch, sodass er nach der Sitzung einem Nachbarn die Meinung sagte. Er fühlte sich gut damit und meinte: »Normalerweise lasse ich mir immer zu viel gefallen.« Wäre er jedoch unflätig geworden, hätte man seine Reaktion anders bewerten müssen. Auch Weinen, Gelächter und andere emotionale Verhaltensweisen können den eigenen Zielen schaden, wenn sie unangemessen heftig oder zum falschen Zeitpunkt auftreten.

6. Ess-Störungen

Für das Verständnis der verschiedenen krankhaften Störungen des Essverhaltens ist wichtig zu wissen: Diäten und die Sorge um Figur und Aussehen stehen zwar häufig am Anfang und werden von den Betroffenen auch immer betont, aber das ist trotzdem nicht die Triebfeder für ihr Verhalten. Charakteristisch ist vielmehr der übermächtige Wunsch nach Kontrolle, häufig ausgelöst durch eine Lebenskrise oder ein psychisches Trauma. Da die meisten Umstände des Lebens aber wenig steuerbar erscheinen, wird das Verlangen nach Kontrolle vor allem dadurch ausgelebt, dass der eigene Körper stark diszipliniert wird – durch zwanghaft gesundes Essen (Orthorexie), Erbrechen nach dem Essen (Bulimie) sowie Hungern oder extremes sportliches Training (Anorexie, Magersucht). Bei manchen Menschen bricht die Kontrolle regelmäßig zusammen und führt zu anfallsartigem Essen, bei dem Tausende Kalorien verschlungen werden (Binge Eating, kann mit oder ohne Erbrechen auftreten).

Heute weiß man, dass bei den Betroffenen häufig auch Hirnveränderungen vorliegen. So scheint bei Binge Eatern ein Bereich der Hirnrinde weniger aktiv zu sein, der für zielgerichtete Entscheidungen und Impulskontrolle verantwortlich ist (präfrontaler Kortex, siehe Teil 1, 1. Kapitel). Typisch sind auch sogenannte Körperbildstörungen: Magersüchtige erkennen im Spiegel durchaus, dass sie extrem dünn sind, fühlen sich aber trotzdem dick. Die Erkenntnis des Verstandes, untergewichtig zu sein, bleibt völlig abstrakt, weil das Gefühl etwas komplett anderes vermittelt. Ursache könnten Hormonstörungen sein, die »Umbauarbeiten« im Gehirn während der Pubertät, aber auch zu wenig Stimulation der Hautsinnesorgane in allen Variationen – Körperkontakt mit anderen Menschen, mit bloßen Händen in der Erde buddeln, barfuß durch den Bach staksen, mit den Fingern essen, Farben verschmieren und andere Formen von körperlicher Sinnlichkeit.

Bei verschiedenen Körpertherapien wird daher mit Verfahren gearbeitet, die über längere Zeit von außen Druck auf den Körper ausüben – zum Beispiel durch das Einwickeln in Tücher oder das Tragen eines maßgefertigten Neoprenanzugs. Ziel ist es, das Gehirn durch diese Rückmeldungen die echten Körpergrenzen wahrnehmen zu lassen, das falsche innere Bild zu überschreiben und so das übermächtige Gefühl zu korrigieren, das häufig dem Erfolg von Psychotherapien und Esstraining entgegensteht.

Ess-Störungen und Neurofeedback

Die Erfahrungen von Neurofeedback-Behandlungen zeigen, dass unter Ess-Störungen leidende Menschen ein extrem hohes Erregungsniveau aufweisen. Das bestätigen auch die Erfolge des zuvor beschriebenen Therapieansatzes, Druck auf den Körper auszuüben: Es ist bekannt, dass sich das Gehirn damit beruhigen lässt. Der Wunsch nach Kontrolle führt zu einer enormen inneren Anspannung, und dieser Stress facht den Drang immer weiter an. Die beruhigende Wirkung von Neurofeedback ermöglicht es, aus diesem Teufelskreis auszusteigen. Manchmal ist es nötig, die Behandlung mit anderen Therapien zu kombinieren, aber nicht immer. Das Beispiel von Nele zeigt sogar, dass die Lernerfahrung aus den Sitzungen sich manchmal erst mit Verzögerung zeigt. Das Gehirn braucht eben eine

Weile, bis es sich neue Strategien so zu eigen gemacht hat, dass sich diese ganz selbstverständlich im Alltagsverhalten niederschlagen.

Fallbeispiel Magersucht

Ein Erfolg mit Verzögerung

Mit der Diagnose »Zwangsstörung« meldet Neles Mutter ihre kurz vor dem Schulabschluss stehende Tochter in meiner Praxis an. Tatsächlich besteht das zwanghafte Verhalten des Mädchens darin, ihre Mahlzeiten extrem genau abzuwiegen und täglich ein hartes Krafttraining zu genau festgelegten Zeiten durchzuziehen. Die Vorstellung, einen schwabbeligen Körper zu haben, ekelt sie an – alles soll hart und fest sein. Ihre innere Anspannung ist so groß, dass sie praktisch nie ruhig sitzen kann, was inzwischen in der Schule und beim Lernen zum Problem geworden ist. Ständig tigert sie in der Wohnung herum – im wahrsten Sinne des Wortes, denn sie benimmt sich wie ein Zootier in einem zu engen Gehege.

Mutter und Tochter haben eine aufwendige Anfahrt, deswegen finden die Sitzungen unregelmäßiger statt, als ich es für wünschenswert halte. Trotzdem zeigen sich schnell erste Verbesserungen: Das unruhige Herumrennen normalisiert sich, und Nele isst sogar wieder mit der Familie. Ich bin allerdings skeptisch, ob sie sich diese Mahlzeiten nicht mit umso mehr Sport wieder abtrainiert.

Nach 15 Sitzungen, die sich durch die Unregelmäßigkeit über einen recht langen Zeitraum ziehen, meldet sich die Familie ab. Die Abschlussprüfungen stehen vor der Tür, und damit fehlt einfach die Zeit, immer wieder die Reise nach Stuttgart anzutreten. Ich finde das zwar schade, aber so ist es eben manchmal. *Innerlich hake ich die Behandlung als fehlgeschlagen ab.*

Doch einige Monate später – es ist mindestens ein halbes Jahr vergangen, wenn nicht sogar ein ganzes – ruft die Mutter an, um sich zu bedanken: Alle Probleme seien völlig verschwunden. Es gibt kein Rumgerenne mehr, kein Mega-Sportprogramm, kein Abwiegen der Mahlzeiten oder sonstige Ess-Störungen und auch kein anderes zwanghaftes Verhalten. Nele ist einfach wieder ein gesundes Mädchen auf dem Weg zur Frau. Ihre Mutter ist überzeugt, dass die Ursache für diese Veränderung im Neurofeedback liegt, denn die Familie hat keine andere Therapie in Anspruch genommen. Ich bin wirklich erstaunt darüber, denn meiner Ansicht nach hätte Nele noch mehr Sitzungen gebraucht, um so weit zu kommen. Aber offenbar hatte sie zum Schluss nur noch der Druck der Prüfungen daran gehindert, die Erfahrungen aus dem Training im Alltag umzusetzen.

7. Posttraumatische Belastungs-störung (PTBS)/Psychische Verletzung

Nach tief erschütternden Erlebnissen wie Unfällen und Katastrophen, Gewalttaten, Kriegsereignissen, Gefangenschaft, Entführungen oder Geiselnahmen entwickeln viele Beteiligte und auch Zeugen charakteristische Reaktionen – entweder sofort oder in den Wochen und Monaten danach. Die Erinnerung kann lückenhaft sein und zugleich immer wieder überwältigend präsent (Flashbacks, Albträume), die Betroffenen fühlen sich wie betäubt und von anderen Menschen distanziert, entwickeln Depressionen und Suizidgedanken oder andere Symptome und Störungen, die auf eine große innere Erregung zurückzuführen sind. Viele Angst-, Ess- und Zwangsstörungen, Drogensucht oder das Borderline-Syndrom lassen sich auf eine Traumatisierung zurückführen.

Doch nicht alle psychischen Verletzungen gehen mit solch dramatischen Ereignissen einher. Auch anhaltendes Mobbing, schwere Kränkungen oder der Verlust eines geliebten Menschen können traumatisieren. Besonders tiefe Wunden schlägt es, als Kind keine Wärme und Geborgenheit von den Eltern zu erfahren – auch wenn man in diesem Fall eher von Bindungsstörung sprechen würde. An Vernachlässigung wird meiner Ansicht nach zu wenig gedacht, wenn über Traumatisierung gesprochen wird.

Nicht allen Betroffenen ist bewusst, dass sie in ihrer Vergangenheit übermäßig belastenden Umständen ausgesetzt waren. Manche erinnern sich wirklich nicht daran, manche verschließen einfach die Augen vor den unangenehmen Erinnerungen. Doch wenn man Wunden ignoriert, bekommen sie vielleicht eine Kruste, aber darunter kann es immer noch eitern. Bei einer körperlichen Verletzung muss sich das Gewebe an der betroffenen Stelle neu ordnen und Knochen, Nägel und Haut wieder aufbauen oder zur Not eben Narbengewebe wachsen lassen – und auch bei einer seelischen Wunde gilt es, einen Weg zu finden, die Geschehnisse für sich so einzuordnen, dass sie ihre Macht auf die Gefühle der Gegenwart verlieren. Erst dann sind neue und bessere Erfahrungen möglich. Um das zu erreichen, werden verschiedene Formen von Psycho-, Hypnose- und Körpertherapien eingesetzt, häufig unterstützt von Medikamenten.

Posttraumatische Belastungsstörungen und Neurofeedback

Der bekannte amerikanische Traumaexperte Professor Bessel van der Kolk hat einmal auf einer Konferenz gesagt, ihm sei trotz seiner 30 Jahre Erfahrung noch nie eine so wirksame Therapie begegnet wie das Neurofeedback. Doch gerade diese Effektivität ist auch der Grund dafür, warum der Therapeut sehr genau wissen muss, was er tut. Insbesondere die ILF-Methode kann nämlich sehr schnell, oft schon in der ersten Sitzung, die Kruste über alten Verletzungen ablösen. Um in dem Bild zu bleiben: Es ist zwar gut, dass Luft an die Wunde kommt und der Eiter endlich abfließen kann, aber dieser Prozess muss psychotherapeutisch begleitet werden! Mithilfe des Neurofeedbacks lernt der Klient zwar, die massive Übererregung seines Gehirns zu regulieren, doch das führt ihn nicht automatisch zu einem neuen, konstruktiven Umgang mit den belastenden Erinnerungen. Dafür braucht er die Unterstützung von jemandem, der professionell mit all dem Schlimmen umgehen kann, das häufig beim Aufwühlen »alter Geschichten« zum Vorschein kommt.

Über das Internet werden auch Neurofeedback-Geräte für zu Hause angeboten, die für sehr empfindliche Klienten durchaus gefährlich sein können. Bei weniger empfindlichen Personen liegt das Problem eher darin, dass die Geräte einfach gar nichts bringen. In vielen Fällen wird mit ihnen nicht mal das EEG gemessen, sondern die Aktivität der Augen- und Stirnmuskeln.

Ideal wäre es, wenn Psycho- und Neurofeedback-Therapeut sich regelmäßig austauschen, doch nach meiner Erfahrung gelingt das nur selten. Die folgenden Fallbeispiele stammen deshalb von einer geschätzten Kollegin, die ihre Arbeit so eng mit der eines erfahrenen Psychotherapeuten verzahnt hat, dass sie auch schwer traumatisierte Menschen behandeln kann. Die Fälle verdeutlichen erneut: Es ist praktisch nicht vorhersehbar, ob eine Therapie erfolgreich sein wird und wie schnell.

Fallbeispiel Posttraumatische Belastungsstörung (1)
Vom Schlingerkurs auf den richtigen Weg

Verschiedenste psychische Erkrankungen begleiten Petras Leben; die Wurzeln liegen in einer völlig haltlosen Kindheit. Ihre Mutter hat sie schon als Baby bei einer Tante gelassen, später wieder zu sich geholt und schließlich doch ins Heim gegeben. Zwischendurch wurde sie mehrfach in der Verwandtschaft herumgereicht und auch misshandelt. Auch als sie schon längst allein lebte, war sie innerlich immer auf der Hut und nur unter dem Einfluss von Drogen und/oder Alkohol in der Lage, ein bisschen zu entspannen. Obwohl sie sich nach Stabilität sehnte, blieb sie rastlos und wechselte immer wieder den Arbeitsplatz. Trotz verschiedener Therapien sind die Depressionen der inzwischen 45-Jährigen heute stärker denn je, und sie hat das Gefühl, dass ihr der Alltag mehr und mehr entgleitet. Sie kann kaum noch die Fassade aufrechterhalten und fürchtet, bald schon Fehler zu machen, die sie ihren Arbeitsplatz kosten werden.

Auf Anraten ihres Psychotherapeuten wird Petra vor der ersten Neurofeedback-Sitzung zunächst über ein halbes Jahr psychotherapeutisch behandelt und mit Medikamenten stabilisiert. Dennoch gestaltet sich das Training zunächst schwierig. Sie hat viele und immer wieder wechselnde Symptome, sodass ein enger Sitzungsrhythmus nötig wäre, um die richtigen Parameter zu finden. Stattdessen sagt sie mehrfach Termine ab, sodass ihre körperlichen Reaktionen nur schwer den Einstellungen zugeordnet werden können. Trotzdem bessert sich ihre psychische Verfassung. Doch dann wirft sie ein Verkehrsunfall wieder völlig zurück. Das Erlebnis selbst erschüttert sie, die Neurofeedback-Therapie muss ruhen, und zudem setzt sie im Krankenhaus eigenmächtig ihre Medikamente ab. Als sie zur nächsten Sitzung erscheint, ist sie psychisch wieder dort, wo sie angefangen hat.

Was jedoch anders ist als beim ersten Anlauf: Die Therapie hat Petra zum ersten Mal das Gefühl gegeben, dass sich etwas verbessert – das nährt ihre Hoffnung, eines Tages doch noch »auf einen grünen Zweig zu kommen«, wie sie es nennt. Zudem profitiert sie überraschend stark von einem parallel angebotenen Achtsamkeitskurs. Sie bleibt nicht nur die gesamten acht Wochen dabei, sondern zieht auch die 45 Minuten des täg-

lichen Trainings durch. Sich selbst zum ersten Mal als so beharrlich zu erleben, gibt ihr einen ungeheuren Motivationsschub. Derzeit stellt sich die Situation so dar, dass es gelegentlich Rückfälle gibt (Gedankenkreisen, depressive Verstimmung, Angstattacken), diese aber seltener werden. Die Psychotherapie hilft Petra zu erkennen, was jeweils die Auslöser für diese Zustände waren. Noch ist offen, ob das Ziel erreicht werden kann, die Medikamente geordnet abzusetzen und mit allenfalls gelegentlicher therapeutischer Unterstützung stabil zu bleiben.

Ich finde es beeindruckend, wie viel bei dieser Klientin mit insgesamt nur 30 Sitzungen erreicht werden konnte, obwohl der Therapieverlauf so holprig war. Dass die Behandlung selbst bei grausamsten Erlebnissen erfolgreich sein kann, zeigt das Beispiel von Samuel.

Fallbeispiel Posttraumatische Belastungsstörung (2)
Schnell zurück ins Leben

Samuel hat sich in seiner Familie immer fremd gefühlt und den Impuls verspürt, abhauen zu müssen. Materiell fehlte es ihm an nichts, nur an Warmherzigkeit, denn sowohl seine Mutter als auch sein Vater waren sehr beherrscht und distanziert. Sie stammten beide aus Familien, die am Ende des Zweiten Weltkriegs flüchten mussten, und hatten die damit verbundenen Erfahrungen nie wirklich verarbeitet. Gesprochen wurde über dieses Thema aber nie. Schon bald nach seiner Ausbildung schloss Samuel sich einer christlichen Hilfsorganisation an und ging in verschiedenste Krisengebiete. Heute fragt er sich, ob er sich damit selbst in eine äußere Umgebung versetzte, die zu all den unterdrückten Erlebnissen seiner Eltern passte. Mehr als 30 Jahre lang war sein Alltag von Krieg und Gewalt bestimmt, immer wieder erlebte er unvorstellbar grausame Szenen. Aber lange schien es so, als hätte er das alles gut »weggesteckt« (wie er sagt).

Zurück in Europa, will er endlich ein ruhigeres Leben beginnen, nicht länger in der Welt herumziehen, sondern ankommen und Wurzeln schlagen. Doch dann wird Samuel Zeuge eines Wohnhausbrandes. Die verängstigten Schreie einer Frau und der Rauch in der Luft treten eine Lawine von Erinnerungen los, die auf ihn einstürmen, als würden sie jetzt gerade passieren. Von da an leidet er immer wieder unter Flashbacks. Mit rufenden Stimmen (sie müssen nicht mal schreien) kommt er überhaupt nicht mehr zurecht, sondern reagiert sofort mit heftigen körperlichen Symptomen wie Herzrasen und Schweißausbrüchen. Schließlich kommen die Panikattacken auch ohne erkennbaren Auslöser, und Samuel befindet sich in einem Strudel, der ihn immer weiter nach unten zieht: Er kann nicht mehr schlafen und ist dadurch total erschöpft, depressiv und mutlos. Am meisten frustriert ihn, dass er nicht arbeiten kann, weil ihn schon E-Mails überfordern: Der Inhalt gelangt einfach nicht in seinen Kopf, egal wie oft er den Text liest.

Schließlich beginnt Samuel eine Psychotherapie, die jedoch seine immense innere Anspannung nicht lösen kann. Deshalb lässt er sich auf Anraten des Therapeuten parallel auch mit Neurofeedback behandeln. Es zeigt sich, dass er zu den Menschen gehört, die schnell und heftig auf das Training reagieren. In der ersten Sitzung erlebt er daher zuerst einige unangenehme Reaktionen wie Druck im Kopf, Schwindel und Atembeschwerden. Als dann jedoch die passenden Einstellungen gefunden sind, verschwinden nicht nur diese Symptome, sondern auch seine Hoffnungslosigkeit. Völlig verblüfft stellt er fest, dass er sofort ein Gefühl von »alles wird gut« verspürt. Und so kommt es dann auch. Bereits nach knapp 20 Sitzungen ist Samuel »zurück im Leben«, wie er es nennt, kann die Therapie beenden und sogar wieder arbeiten. Bis heute sind die Flashbacks nicht zurückgekehrt.

Ein derartig schneller Therapieerfolg ist angesichts der Geschichte des Klienten wirklich außergewöhnlich und zeigt mir erneut das ungeheure Potenzial des ILF-Neurofeedbacks. Es verdeutlicht aber auch: Die Methode darf keineswegs nur salopp als »Muckibude für das Gehirn« angesehen werden, in der den Klienten einfach ein Gerätepark zur Verfügung gestellt wird. Der Therapeut hat hier ein mächtiges Werkzeug an der Hand. Zum Abschluss des Kapitels möchte ich daher noch schildern, was passieren kann, wenn die Klienten schmerzliche Erlebnisse bei der Anamnese verschweigen – weil sie nicht darüber reden wollen oder weil sie sich gar nicht erinnern. Wie die folgenden Fallbeispiele zeigen, geht das manchmal gut, manchmal aber auch nicht.

Fallbeispiele Traumatisierung
Belastende Erlebnisse nicht verschweigen!

Britta kommt wegen häufiger Kopfschmerzen zu mir. Im Rahmen der Erstanamnese erfasse ich wie immer Symptome und Vorgeschichte und frage auch ausdrücklich nach belastenden Themen – irgendwie habe ich schon so ein Gefühl. Aber sie besteht darauf: »Da ist nichts.« Doch schon nach ungefähr zwei Minuten des ersten Trainings fängt sie an zu weinen – und zwar schwallartig. Ich unterbreche natürlich sofort und frage sie, was los ist. Sie schildert, dass sie das Gefühl hätte, als würde gerade alles Belastende gelöst und herausgespült. Wie stark die innere Anspannung war, hat sie gar nicht geahnt. Es stellt sich heraus, dass sie als Kind über Jahre einem üblen Mobbing ihrer Mitschüler ausgesetzt war. Ihr Weinen empfindet sie durchaus als Ausdruck von Trauer, aber auch als befreiend, deshalb will sie das Training unbedingt fortsetzen. Ich passe die Einstellungen dann so an, dass sie nicht ganz so stark von ihren Gefühlen überwältigt wird.

Weniger Glück hat Tobias, Teilnehmer in einem Anfängerkurs für Neurofeedback. Am Morgen des dritten Tages spreche ich ihn an, weil er ernsthaft krank wirkt – blass, zitternd, die Augen tief in den Höhlen liegend. Es stellt sich heraus, dass er die ganze Nacht nicht schlafen konnte, weil ihn Angstzustände und Flashbacks gequält haben. Der Grund: Bei ihm ist ein Kindheitstrauma wieder hochgekommen, als er am Vortag in der Arbeitsgruppe zu Übungszwecken von einem anderen Teilnehmer behandelt wurde. Die gewählten Elektrodenpositionierungen waren bei jemandem mit seiner Geschichte ungeeignet. Er hat aber trotz Nachfragens nichts gesagt, weil es ihm peinlich war und er zudem meinte, die ganze Sache spiele inzwischen keine Rolle mehr. Zum Glück lassen sich seine Symptome mit den richtigen Einstellungen schon nach einer weiteren Trainingseinheit deutlich mindern und bis zum Ende des Kurses wieder auf den gleichen Stand bringen wie vor dem Kurs. Aber diese Erfahrung hat ihm gezeigt, dass er sich doch einmal grundsätzlich mit seinen Erlebnissen auseinandersetzen sollte.

8. Sucht-Erkrankungen

Üblicherweise wird die Entstehung von Abhängigkeit folgendermaßen geschildert: Die Wirkstoffe der eingenommenen Substanzen binden an die Rezeptoren der Nervenzellen und lösen dadurch ähnliche Reaktionen aus wie die körpereigenen Botenstoffe (siehe Teil 1, 3. Kapitel) – allerdings meist deutlich stärker. Mit der Zeit werden die Neuronen immer weniger empfänglich für die Signale, weil sich die Rezeptoren verändern oder abgebaut werden, sodass immer mehr »Stoff« nötig ist, um noch den ersehnten Effekt zu erreichen. Die meisten Drogen wirken auf das Belohnungssystem des Gehirns ein, und zwar jede auf ihre charakteristische Weise. Das gilt auch für zwanghaftes Verhalten wie Spiel-, Sex- oder Kaufsucht, wenn der Betroffene sich damit aus einem Zustand von unerträglicher Anspannung oder Lethargie befreien kann.

Diese Sichtweise scheint jedoch falsch zu sein – oder zumindest nicht die ganze Wahrheit. In seinem aufsehenerregenden Vortrag »Everything you know about addiction is wrong« (»Alles, was Sie über Abhängigkeit wissen, ist falsch«) schildert der britische Starjournalist Johann Hari das Ergebnis seiner dreijährigen Recherche zu diesem Thema. Sie können das millionenfach geklickte Video im Internet unter www.ted.com im englischen Original und auch mit deutschen Untertiteln anschauen. Das Fazit von Haris Arbeit: Ob etwas süchtig macht oder nicht, hängt vor allem von der psychischen Gesundheit des Konsumenten ab. Das sei unter anderem der Grund dafür, warum Menschen nach schweren Operationen über lange Zeit Opiate einnehmen können, ohne süchtig zu werden. »Wenn

Ihrer Oma eine neue Hüfte eingesetzt wird, kommt sie nicht als Junkie nach Hause«, scherzt Hari. Hätte die Entstehung der Sucht tatsächlich nur mit den Rezeptoren zu tun, müsste sich in solchen Fällen fast zwangsläufig eine Sucht entwickeln. Tatsächlich entstand die Rezeptorentheorie durch Versuche mit Ratten, denen man normales und mit Heroin versetztes Wasser zur Verfügung gestellt hatte. Die Tiere bevorzugten fast immer Letzteres und dröhnten sich zu, bis sie dadurch umkamen. Dem kanadischen Psychologen Professor Bruce Alexander fiel allerdings irgendwann auf, dass die Ratten für diese Versuche allein in leere Käfige gesetzt worden waren und fragte sich, ob das Suchtverhalten der Tiere einfach pure Verzweiflung gewesen sein könnte. Deshalb wiederholte er den Versuch, bot aber den Ratten eine Umgebung, die er scherzhaft »Rat Park« nannte: Es gab viele Artgenossen (und damit auch Sex), genug Platz, Spielzeug, Nestbaumaterial, Verstecke, leckeres Futter – und zwei Arten von Wasser, mit und ohne Heroin. Ergebnis: Die Ratten ließen den Stoff weitgehend links liegen, naschten allenfalls mal davon. Es gab kein suchtartiges Trinken und keine Überdosierung.

Alexanders Ergebnisse wurden später angezweifelt, sie konnten in anderen Studien offenbar nicht bestätigt werden. Zwar kann ich nicht überprüfen, wie sauber er oder seine Kritiker gearbeitet haben, aber meiner Ansicht nach geht die dahinterstehende Denkweise in die richtige Richtung: Wer gut versorgt ist, sich in einer freundlichen Umgebung sinnvoll betätigen kann und in ein Netz aus bereichernden Beziehungen eingebunden ist, wird normalerweise kein Suchtverhalten entwickeln. Wenn jedoch wichtige Grundbedürfnisse eines Menschen nicht erfüllt sind und ihm vor allem Geborgenheit und Halt fehlen, macht ihn das anfällig dafür, die entstehende Leere irgendwie anders zu füllen.

Sucht-Erkrankungen und Neurofeedback

Die Erfahrungen aus dem Neurofeedback passen zu der geschilderten These, denn in der Regel nutzt der Therapeut vor
allem Trainingsparameter, die auch bei der Behandlung von
frühkindlichen Bindungsstörungen (siehe Anhang) eingesetzt
werden. Sie beruhigen die hohe innere Anspannung auf eine
Weise, die das Gefühl von Sicherheit erhöht.

Aber im Grunde spielt es für das Gehirntraining gar keine
Rolle, wie Sucht wissenschaftlich bewertet wird. Auf der Ebene
des Nervensystems stellt sie schlicht den Versuch dar, ein
Defizit auszugleichen. Der Betroffene kann einen bestimmten
Zustand nur oder zumindest deutlich einfacher durch das
suchthafte Verhalten oder die Substanz erreichen. Die verwen-
deten Wirkstoffe geben Hinweise, um welches Defizit es sich
handelt: fehlen Power und Fokus (Amphetamine, ADHS-Me-
dikamente, Kokain), Harmonie und Begeisterung (Ecstasy)
oder Gelassenheit (Alkohol, Beruhigungsmittel)? Mit dem
Neurofeedback kann das Gehirn lernen, diese Zustände auch
selbst zu erreichen.

Doch so gut das ILF-Training bei Drogensucht funktioniert:
Um erfolgreich mit den Betroffenen zu arbeiten, sollte die
Behandlung in ein stationäres Umfeld mit spezialisierten Therapeuten eingebunden sein. Suchtpatienten muss man nämlich
meist einen sehr engen Rahmen vorgeben, man sollte sehr
tough und auch mal streng sein. Während Neurofeedback zum
Beispiel in Norwegen bereits sehr erfolgreich in Suchtkliniken
eingesetzt wird, gibt es im deutschsprachigen Raum bisher
kein entsprechendes Angebot. In jüngster Zeit wächst jedoch
das Interesse, deshalb hoffe ich, dass ich den Betroffenen schon
bald eine gute Adresse nennen kann.

9. Epilepsie

Wie Sie wissen, sind im Gehirn ständig Milliarden Zellen elektrisch aktiv. Bei einem epileptischen Anfall ist ein Teil oder sogar die Gesamtheit aller dieser Zellen übererregt – sie senden dann ihre Impulse synchron. Falls sich der Anfall auf einen begrenzten Bereich beschränkt (fokale Epilepsie), entstehen Missempfindungen und Muskelreaktionen in den mit diesem Hirnteil verbundenen Körperregionen. Die fokale Übererregung kann sich aber auch ausbreiten. Bei generalisierter Epilepsie sind beide Hirnteile betroffen, es kann zu Absencen kommen (kurze Blackouts ohne Sturz) oder zu einem völligen Verlust der Kontrolle. Alle Epilepsieformen können mit Krämpfen verbunden sein, müssen es aber nicht. In der Regel ist die Übererregbarkeit des Gehirns im EEG erkennbar, doch etwa bei einem Viertel der Patienten sieht die Aufzeichnung der Hirnströme zwischen den Attacken unauffällig aus.

Eine Sonderform ist die sogenannte Reflexepilepsie. Dabei erfolgen die vom Gehirn ausgelösten Anfälle nur auf einen ganz bestimmten Reiz, der sehr speziell sein kann. Manche Menschen erleiden nur bei einem bestimmten Musikstück einen Anfall, durch die Berührung der Haarbürste im Nacken oder vielleicht beim Lösen geometrischer Aufgaben. Der Reiz gibt einen Hinweis auf die Aufgabe der betroffenen Region im Gehirn. Am häufigsten ist die Empfindlichkeit für optische Reize (Fotosensibilität), also beispielsweise kontrastreiche, schnell wechselnde Muster, Farbwechsel oder Blitze, wie sie bei Lightshows, Filmen und Computerspielen auftreten können. Manchmal genügt schon das rasante Tippen von Textbotschaften, um einen Anfall zu provozieren. Wer eine stark ausgeprägte Fotosensibilität hat, kann zum Schutz eine Brille mit speziellen Gläsern tragen.

Schätzungen der Weltgesundheitsorganisation WHO zufolge leiden weltweit 50 Millionen Menschen an Epilepsie, das macht diese Krankheit zu einer der häufigsten neurologischen Störungen. Als Ursache kommen akute Erkrankungen ebenso infrage wie strukturelle Veränderungen durch Verletzungen oder andere Schäden (zum Beispiel durch Drogen).

Je stärker die Neigung zu Anfällen ausgeprägt ist, desto wichtiger ist es zu vermeiden, was den Körper schwächt: Übermüdung, extreme körperliche Anstrengung, Alkohol. Behandelt wird die Erkrankung meist medikamentös. Eine weitere Form der Therapie ist die ketogene Diät, bei der die Patienten sehr kohlenhydratarm und fettreich essen. Dadurch stellt sich der Stoffwechsel um und baut aus den Fettsäuren sogenannte Ketone. Diese Moleküle sind für das Gehirn eine exzellente Energiequelle, die es anstelle von Blutzucker nutzt (mehr dazu im Kasten). Warum das die Neigung zu Anfällen bremst, ist bisher jedoch nicht umfassend geklärt.

Warum das Gehirn Kokosöl liebt

Kokosöl enthält fast nur gesättigte Fettsäuren, die wegen ihrer Wirkung auf den Cholesterinspiegel lange als ungesund galten. Inzwischen hat sich jedoch gezeigt: Diese Wirkung geht vor allem auf ein Übermaß an Kohlenhydraten zurück. Und genau dieser Spur muss man folgen, um zu verstehen, warum Kokosöl gerade als Alzheimer-Prophylaxe gehypt wird und auch bei anderen Hirnstörungen wie Epilepsie interessant ist.

Das Gehirn hat einen großen Energiebedarf, und den deckt es bei typischer Ernährung vor allem mit dem aus Kohlenhydraten gebildeten Blutzucker Glukose. Die Verwertung von Fett ist für die Hirnzellen zu langsam, deshalb wird ein Zwischenschritt gebraucht: Die Leber bildet aus Fetten sogenannte Ketone, die das Hirn dann als »Treibstoff« nutzen kann. Das ist keineswegs nur eine Notlösung! Erst mit der Entwicklung des Ackerbaus wurde diese Variante der Energieversorgung in den Hintergrund gedrängt, genauer: seitdem Menschen so viele leicht verdauliche Kohlenhydrate essen wie Brot, Müsli, Nudeln, Reis, Kuchen und außerdem noch reichlich Zucker. Um Glukose in die Zellen zu schaffen, wird fast immer das Hormon Insulin gebraucht – und solange der Insulinspiegel im Körper hoch ist, können kaum Ketone gebildet werden. Bei vielen Menschen verschärft sich diese Situation noch, weil die Zellen sich zunehmend gegen die Glukoseflut sperren und unempfindlicher für Insulin werden. Von dieser »Insulinresistenz«, einer Vorstufe für Diabetes, spürt man nichts, und auch mit den üblichen Bluttests entdeckt man sie nicht.

Was man nicht vermuten würde: Obwohl so viel Glukose verfügbar wäre, kommt in den Gehirnzellen nicht genug an. Die Ursache liegt wohl darin, dass auch die Zellen der Gefäße insulinresistent werden und damit die Blut-Hirn-Schranke schwerer zu überwinden ist. Es entsteht eine Energielücke, die das Gehirn irgendwie schließen muss. Dieses Defizit ist eine der frühesten Auffälligkeiten bei Menschen, die später an Alzheimer erkranken. Möglicherweise liegt hier auch der Grund, warum psychische Belastungen das Risiko für Alzheimer erhöhen: Ein ständig übererregtes Gehirn braucht noch mehr Energie als ein ausgeglichenes.

Wenn der Körper keine Ketone anbietet, können die Gliazellen (sie versorgen die Neuronen mit Energie) auch selbst
welche herstellen – allerdings müssen sie dafür Hirnsubstanz abbauen und »verheizen«. Außerdem entwickelt sich
eine chronische Entzündung, die vermutlich für die schäd-
lichen Ablagerungen verantwortlich ist, über die beim Thema
Alzheimer am häufigsten gesprochen wird. Auch andere
Ursachen als das Energiedefizit können Entzündungsreaktio-
nen auslösen, beispielsweise Umweltgifte.

Wenn die Ernährung jedoch so gestaltet wird, dass das Gehirn
Ketone aus dem normalen Stoffwechsel bekommt, schlägt
man mehrere Fliegen mit einer Klappe. Die wichtigsten: Die
Energielücke wird geschlossen, die Zellen bekommen einen
sauberer verbrennenden Treibstoff, und dieser wirkt obendrein auch noch entzündungshemmend und beruhigt die
Nervenzellen. Der effektivste Weg ist sicher die ketogene
Ernährung: Man isst so wenig Kohlenhydrate, dass sich der
gesamte Stoffwechsel umstellt. Dabei wird der Epileptikern
bisher üblicherweise angebotene Speiseplan seit einigen
Jahren kritisch betrachtet. Offenbar bleiben viele auch mit
einer deutlich weniger strengen Kost anfallsfrei: Bei dieser
sogenannten MAD (Modified Atkins Diet) dürfen zehn bis
20 Gramm Kohlenhydrate täglich gegessen werden und so
viel Protein wie man möchte. Das ist besonders für Kinder
wichtig, die diese Nährstoffe ja für ihr Wachstum brauchen.

Es gibt aber auch einen Weg, das Gehirn mit Ketonen zu versorgen, der weniger Disziplin erfordert: Kokosöl. Es enthält
ungewöhnlich viele Fettsäuren von mittlerer Länge (MCT), die
in der Leber zu Ketonen umgebaut werden – unabhängig davon, wie viele Kohlenhydrate auf dem Speiseplan stehen. Der-

zeit beginnen immer mehr Forscher, die Wirkung von Kokosöl auf Alzheimer zu untersuchen – sowohl vorbeugend als auch bei Menschen, die bereits erste Symptome zeigen. Bisher gibt es vor allem Einzelfallstudien, aber diese machen Hoffnung. Solange noch nicht zu viel Hirnsubstanz zerstört ist, können die Patienten ihren Zustand häufig deutlich bessern.

Wer bereits ein Nachlassen der Hirnfunktion bemerkt, sollte bisherigen Erfahrungen zufolge über den Tag verteilt fünf Esslöffel von einem kaltgepressten (»virgin«) Kokosöl zu sich nehmen, vorbeugend genügen zwei. Wer auf gute Qualität des Öls achtet, kann mit dieser Maßnahme kaum etwas falsch machen, denn das bei kühlen Temperaturen weißlich-cremige Fett ist gut verdaulich und schmeckt wunderbar. Man kann Gemüse damit braten, Suppen verfeinern, Müslis und Smoothies aufpeppen.

Spannend wäre es nun zu untersuchen, ob auch Menschen mit anderen Hirnfunktionsstörungen von Kokosöl profitieren könnten, und ob das Neurofeedback-Training noch effektiver würde, wenn das Gehirn zusätzlich den hochwertigen Treibstoff bekommt.

Epilepsie und Neurofeedback

Sie erinnern sich: Die Behandlung von Epilepsie mit dem Frequenzband-Training war die Geburtsstunde der Neurofeedback-Therapie und wird seit inzwischen 40 Jahren erfolgreich angewandt. Heute kommt vielfach auch das SCP-Training zum Einsatz. Während bei den meisten anderen Störungen gleichermaßen intensiv geübt wird, die Erregbarkeit sowohl hinauf als auch hinunter zu regulieren, liegt bei der Epilepsie der Schwerpunkt auf der Verminderung. Vor allem die Arbeitsgruppe um die Neurologen Professor Niels Birbaumer und Ute Strehl an der Universität Tübingen konnte in vielen Studien belegen, dass die mit Neurofeedback behandelten Patienten ihre Anfälle reduzieren können – manche sogar bis auf null. Inzwischen ist außerdem nachgewiesen, dass diese Effekte der Therapie von Dauer sind und auch zehn Jahre später noch anhielten.

> Viele Epileptiker klagen darüber, dass sich durch die Anfälle mit der Zeit ihre geistigen Fähigkeiten verschlechtern. In einer weiteren Tübinger Studie wurde die Entwicklung des Intelligenzquotienten untersucht und gezeigt: Mit dem SCP-Training erhöht sich der IQ wieder.

Für das ILF-Training ist die Studienlage weniger umfangreich, aber es gibt eine Reihe von genau untersuchten Einzelfällen. Die Ergebnisse zeigen ebenso wie meine eigenen Erfahrungen und die vieler Kollegen, dass sich mit dem ILF-Neurofeedback sehr gute Erfolge bei Epilepsie erzielen lassen. Ein Beispiel dafür ist Marco.

Fallbeispiel Epilepsie
Hoffnung für Marco

Der zehnjährige Marco leidet an schwerer Epilepsie und hat mehrmals pro Woche heftige Anfälle. Auch starke Medikamente haben daran nichts ändern können. Nun wird diskutiert, ob die Dosis weiter erhöht werden soll, aber die Wirkstoffe setzen ihn ohnehin schon sehr außer Gefecht. Ihn medikamentös noch mehr zu dämpfen, würde nicht nur seine Lebensqualität stark einschränken, sondern es ihm auch unmöglich machen, wei-

ter zur Schule zu gehen. Schon jetzt leidet er unter Gedächt-nisstörungen, die ihn beim Lernen ausbremsen. Auf der Suche nach Alternativen finden die Eltern zum Neurofeedback.

Marco freut sich auf das Training, das zwei Mal pro Woche stattfindet, und nimmt sich die Musik, die er währenddessen hört, als Unterstützung für den Alltag mit nach Hause. Schon nach vier Sitzungen bleiben die großen Anfälle aus. Das Ge-hirn noch weiter zu stabilisieren, dauert jedoch länger: Erst nach 40 Sitzungen – also etwa ein halbes Jahr später – wird nicht mehr darüber nachgedacht, die Medikamentendosis zu erhöhen. Im Gegenteil: Die Ärzte erwägen nun eine Verringe-rung. Marco trainiert weiter, allerdings nicht mehr so oft, und hofft, eines Tages vielleicht ganz ohne Tabletten anfallsfrei zu bleiben.

Es gibt jedoch ein paar Ausnahmen. Bevor der Therapeut die individuell richtigen Einstellungen für den Klienten gefunden hat, kann das Training schlimmstenfalls auch einen Anfall aus-lösen. Deshalb muss man sehr umsichtig vorgehen. Wenn zwi-schen den Anfällen mehrere Wochen liegen, ist der Therapeut darauf angewiesen, dass es auch in dieser Zwischenzeit Symp-tome gibt – andernfalls lassen sich die durch das Training aus-gelösten Veränderungen nur schwer überprüfen. Bei manchen Klienten ist das nicht der Fall oder sie können ihre Symptome nicht gut beschreiben – dann bin ich auf meine Erfahrung an-gewiesen und ansonsten im Blindflug unterwegs. Klienten, die große Angst vor einem Anfall haben, schicke ich dann lieber zum SCP-Training.

10. Migräne

Es ist ein Irrglaube, dass wesentlich mehr Frauen unter Migräne leiden: Untersuchungen der Deutschen Migräne- und Kopfschmerzgesellschaft zufolge sind von den rund acht Millionen Betroffenen in Deutschland 40 Prozent männlich. Mitunter wird die Erkrankung verharmlost und jeder Kopfschmerz gleich als Migräne bezeichnet, so wie auch Erkältungen und die echte Grippe gerne in einen Topf geworfen werden. Tatsächlich kann die Erkrankung den Betroffenen einen großen Teil ihrer Lebenszeit rauben – und auch der Lebensfreude, die nicht nur durch die Schmerzen selbst arg gedämpft werden kann, sondern auch durch die Angst vor dem nächsten Anfall.

Wenn eine Migräneattacke naht, hilft meist nur absolute Ruhe: in einem abgedunkelten, möglichst stillen Zimmer ausharren, gegen die Übelkeit ankämpfen und den pulsierenden Kopfschmerz irgendwie ertragen – mehr ist nicht drin, und das über Stunden, manchmal sogar Tage. Danach folgt eine Phase tiefer Erschöpfung, die auch noch einen ganzen Tag andauern kann.

Über die Entstehung der Beschwerden gibt es mehrere Theorien, die sich nicht unbedingt gegenseitig ausschließen, sondern eher ineinanderzugreifen scheinen. Der Schmerz entsteht offenbar durch die übermäßige Erweiterung der Blutgefäße im Gehirn, verbunden mit einer Aufschwemmung des Gewebes, an der auch Entzündungsfaktoren beteiligt sind. Dies erklärt den für Migräne typischen pulsierenden Charakter des Schmerzes, nicht aber die neurologischen Symptome. Bei manchen der Betroffenen treten unmittelbar vor einem Anfall Seh-, Empfindungs- und Sprachstörungen auf, die auch als Aura bezeichnet werden. Heute weiß man: Sie entstehen dadurch, dass in den betroffenen Gebieten der Hirnrinde die Zellen kurz übererregt werden und sich danach für eine Weile »abschalten«. Ob und wie diese Phänomene an der Entstehung der nachfolgenden Schmerzen beteiligt sind, ist unklar.

Eine zentrale Rolle im Schmerzgeschehen spielt der Trigeminus-Hirnnerv, der seinen Namen wegen seiner drei zur vorderen Kopfseite ziehenden Äste trägt und auch als »Gesichtsnerv« bezeichnet wird. Hier liegt offenbar in den meisten Fällen der Ausgangspunkt für einen Migräneanfall – doch warum der Trigeminus gereizt reagiert, ist mitunter rätselhaft. Hinweise zeigen, dass Entzündungen und ein Ungleichgewicht der Nervenbotenstoffe beteiligt sein können, aber auch eine mechanische Überbelastung durch nächtliches Zähneknirschen. Dieser sogenannte Bruxismus ist ja obendrein ein Zeichen dafür, dass der Betroffene sich gerade durch eine Stress-Situation »durchbeißt«.

Bei Veränderungen im Schlafrhythmus, einem der wichtigsten Auslöser von Anfällen, ist es ähnlich: Es könnte ein eigenständiger »Trigger« sein oder eher ein Zeichen dafür, dass der Betroffene gerade überfordert ist.

Weitere Trigger sind bestimmte Nahrungsmittel, Schwankungen des Hormonhaushalts, Luftdruckveränderungen, grelles Licht, Blitze oder zuckende Bilder, wie sie bei Wechseln von Sonne und Schatten entstehen können. Diese Spur ist für das Neurofeedback besonders interessant.

In der medikamentösen Therapie werden vor allem sogenannte Triptane eingesetzt – eine Substanzgruppe, die nur bei Migränebeschwerden wirkt und nur dann, wenn sie früh im Verlauf einer Attacke eingenommen werden. Wenn mehr als drei Attacken pro Monat auftreten, die Anfälle länger als 48 Stunden dauern oder mit Schmerzmitteln nicht in den Griff zu bekommen sind, können Triptane allein oder kombiniert auch vorbeugend eingenommen werden. Daneben wird Migräne auch mit verschiedenen naturheilkundlichen Methoden behandelt wie Homöopathie, Akupunktur und Osteopathie.

Migräne und Neurofeedback

Untersuchungen haben gezeigt, dass Migränepatienten nicht nur während eines Anfalls, sondern grundsätzlich überempfindlich auf Reize reagieren. Auch an Stimuli, die sich wiederholen, gewöhnt sich ihr Gehirn nicht: Diese werden nicht »weggefiltert«, sondern erhöhen die Erregbarkeit des Nervensystems immer mehr, bis hin zu einem Anfall. Wie bei der Epilepsie ist der Wohlfühlbereich unter dem Gipfel der Erregungs-Leistungs-Kurve sehr schmal.

Dass es eine »Migränepersönlichkeit« gibt, gilt inzwischen als widerlegt, aber dennoch haben viele Betroffene einige Gemeinsamkeiten: Sie sind häufig leistungsorientierte und auch leistungsbereite Menschen, die »powern«, bis gar nichts mehr geht. Sie haben oft sehr denklastige Berufe, aber zu wenig Bewegung: viel Arbeit für den Kopf und wenig für den Körper. Doch ist der Migräneanfall wirklich so etwas wie ein »Not-Aus-Schalter«, weil er dazu zwingt, sich jeglichen Reizen so weit wie möglich zu entziehen? Ich habe da meine Zweifel. Denn viele der Betroffenen bekommen genau dann einen Anfall, wenn sie von der Aktivität in die Entspannung wechseln wollen. Einer meiner Klienten bekam zum Beispiel immer dann eine Attacke, wenn er sich in die warme Badewanne setzte. Möglicherweise powern die Betroffenen also deshalb so lange wie möglich, weil sie unbewusst wissen: Jedes Loslassen könnte einen Anfall triggern.

Zum Glück muss die Frage nach Henne und Ei nicht beantwortet werden, um den Migränepatienten mit Neurofeedback zu helfen. Durch das ILF-Training lernen sie, die übermäßige Erregbarkeit ihres Gehirns zu senken und leichter zwischen aktiven und entspannenden Zuständen zu wechseln. Zudem wird das Wächternetzwerk gestärkt, sodass es unwichtige Stimuli besser filtert.

Wird die SCP-Methode angewandt, kann sie zusätzlich mit Biofeedback kombiniert werden. Dabei lernt der Patient, die Gefäßerweiterung im Gehirn zu verringern und kann so einen beginnenden Anfall bremsen oder sogar stoppen.

Da die Betroffenen extrem empfindlich reagieren, sollte der Therapeut beim Einstellen des Feedbacks sehr vorsichtig vorgehen und nicht zu viel auf einmal ausprobieren. Für die Klienten ist es wichtig zu wissen, dass die Anfälligkeit des Gehirns durch die Behandlung nicht völlig verschwindet – nur der Puffer wird größer, wie Sabines Fall zeigt.

Fallbeispiel Migräne
Mehr Spielraum für Sabine

Die 36-jährige Sabine kennt ihre Migränetrigger genau: Stress, Unregelmäßigkeiten im Schlafrhythmus, die Hormonveränderungen vor ihrer Regel und Rotwein. Nun ist es einfach, ein Getränk zu meiden, das einem nicht bekommt, aber die anderen Auslöser sind schwieriger zu umgehen. Sabine entscheidet sich daher, das Neurofeedback auszuprobieren und ist bereits nach zehn Sitzungen weitgehend frei von Anfällen. Euphorisch meint sie: »Migräne? Hab ich nicht mehr!«

Ganz so ist es aber doch nicht, wie sie später feststellt. Inzwischen drückt sie es so aus: »*Früher hat ein Trigger gereicht, um einen Anfall auszulösen, heute passiert es allenfalls dann, wenn mindestens drei davon zusammenkommen.*« *Das heißt: Die Therapie hat ihr mehr Spielraum gegeben, aber sie muss immer noch auf sich achtgeben, um nicht einen Anfall zu provozieren.*

11. Chronische Schmerzen

Viele Menschen halten Schmerzen für etwas Objektives: Je gravierender die Ursache ist, desto schlimmer tut es weh. Tatsächlich hängt es von vielen Umständen ab, wie stark ein Schmerz wahrgenommen wird. Besonders wichtig ist dabei die psychische Verfassung. Wer unter einer hohen Stressbelastung ächzt, sich einsam fühlt, traurig oder sogar depressiv ist, empfindet unangenehme Reize stärker als jemand, der rundum »gut drauf« ist. Das Gleiche gilt für Menschen, die jedes Zwicken und Zwacken argwöhnisch beobachten. Ein weiterer wichtiger Schmerzverstärker sind Schlafstörungen. Die Ursache dafür vermuten Schmerzexperten im Gehirn: Offenbar reagiert es bei Menschen, die zu wenig erholsamen Schlaf bekommen, generell empfindlicher auf Reize.

> Die Deutsche Schmerzgesellschaft geht davon aus, dass bis zu 16 Millionen Menschen in Deutschland unter chronischen Schmerzen leiden. Am stärksten betroffen ist das Bewegungssystem, also Muskeln, Knochen und Gelenke.

Unter all diesen Umständen wächst auch das Risiko, dass Schmerzen chronisch oder sogar selbst zur Krankheit werden: weil schon harmlose Reize als schmerzhaft empfunden werden oder weil die Schmerzen einer Verletzung oder Erkrankung bestehen bleiben, obwohl die Ursache längst überwunden ist. Dann hat sich ein »Schmerzgedächtnis« gebildet. Um dies zu verhindern, empfehlen Experten, akute Schmerzen zum Beispiel nach Operationen konsequent zu behandeln.

Bei chronischen Schmerzen kommen die verschiedensten schul- und komplementärmedizinischen Verfahren zum Einsatz, von Akupunktur und Arthroskopie bis Zäpfchen und Zen-Meditation. Inzwischen setzt sich immer mehr die Erkenntnis durch, dass die Patienten am meisten von einer »Multimodalen Therapie« profitieren, bei der die psychische Verfassung genauso intensiv beachtet wird wie die körperliche. Das gilt vor allem für die »funktionell« bedingten Schmerzen, die nicht durch Gewebeschäden entstehen, sondern durch eine verspannte und verkrampfte Muskulatur.

Chronische Schmerzen und Neurofeedback

Anspannung als Schmerzursache oder -verstärker lässt sich sehr gut mit Neurofeedback lindern – manchmal reicht das allein sogar schon aus, wie das Beispiel von Jürgen zeigt. Doch gegen eine ständige Fehlhaltung kommt natürlich kein Gehirntraining an – da wollen (auch) die Muskeln bewegt und gestärkt werden. Deshalb ist Neurofeedback vor allem dann effektiv, wenn es mit einer physiotherapeutischen Behandlung kombiniert wird. Besonders empfehlenswert ist es, Termine für Massagen, Chirotherapie oder gezieltes Training direkt nach der Neurofeedback-Sitzung zu buchen.

Fallbeispiel Chronische Schmerzen (1)
Jürgen wird beschwerdefrei

Jürgen hat »Rücken«, seitdem er ins Berufsleben eingestiegen ist. Er weiß: Das sind »nur« Verspannungen – aber sie machen ihm manchmal das Leben zur Hölle. Mindestens zwei

Mal im Jahr braucht er eine Serie von Wärmeanwendungen und Massagen, um »wieder zu funktionieren«, wie er es nennt. Doch die Ursache für seine Schmerzen bleibt für ihn rätselhaft, da er keineswegs ein Bewegungsmuffel ist.

Ein Freund erzählt ihm vom Neurofeedback, und so kommt Jürgen in meine Praxis, um die Verspannungen seiner Muskulatur mal von einer anderen Seite aus anzugehen. Nach einigen Sitzungen erkennt er sein Problem: Er hat sich bisher über alles aufgeregt, ging schon bei Kleinigkeiten an die Decke und war kaum jemals bereit, fünfe gerade sein zu lassen. Beschwerden begleiteten seine Restaurantbesuche, seine Urlaube und praktisch jeden Kontakt mit einer Behörde. Natürlich ist das ein Henne-Ei-Problem: War er angespannt, weil er sich ständig ärgerte, oder war er wegen seiner inneren Anspannung sofort auf 180? Zum Glück müssen Fragen wie diese beim Neurofeedback nicht beantwortet werden, um ein Ergebnis zu erzielen: »Es ist, als wäre ein Schalter umgelegt«, *sagt Jürgen nach sechs Sitzungen und macht dabei einen sehr entspannten Eindruck. Die Rückenschmerzen werden immer schwächer, und nach 20 Sitzungen können wir die Behandlung beenden.*

Später stellt sich heraus, dass der »Schalter« *wirklich der richtige für Jürgens Rückenschmerzen war. Denn als ich ihn drei Jahre später wieder treffe, erzählt er mir, dass er heute keine Physiotherapie mehr brauche, um beschwerdefrei zu sein. Dann stutzt er und lacht:* »Das passt ja: keine Beschwerden mehr.«

Auch wenn sich ein Schmerzgedächtnis ausgebildet hat, kann Neurofeedback dabei helfen, diese sinnlos gewordene Reaktion wieder zu verlernen. Wenn jedoch selbst ein intensives ILF-Training überhaupt keine Wirkung auf chronische Schmerzen zeigt, sollte man misstrauisch werden. Wie bei meiner Klientin Heide findet sich dann häufig nämlich doch ein struktureller Schaden.

Fallbeispiel Chronische Schmerzen (2)
Neurofeedback ist keine Zauberei

Heide leidet unter massiven Schmerzen im Lendenwirbel-bereich und kann sich kaum noch aufrecht halten. Auch an Schlaf ist nicht zu denken. Sie hat schon viele Ärzte konsultiert, aber niemand hat eine Ursache für die Beschwerden finden können. Die einhellige Meinung lautet: Verspannungen. Doch weder muskelentspannende Spritzen noch Physiotherapie und Akupunktur haben etwas gebracht. Die Treppe zu meiner Praxis kann Heide nur äußerst mühsam Schritt für Schritt bewältigen, es ist eine Qual.
Und daran ändert sich auch nach mehreren Neurofeedback-Sitzungen überhaupt nichts. Auch die Schlafqualität wird nicht besser. Auf meine Empfehlung hin lässt Heide sich dann in einer Fachklinik mit modernsten Röntgenverfahren untersuchen, und siehe da: Es ist doch ein Bandscheibenvorfall, der so stark auf den Nerv drückt, dass eine Operation unumgänglich ist. Diese bringt dann wirklich die ersehnte Erleichterung, und mit der Reha erobert Heide sich ihre alte Leistungsfähigkeit fast ganz zurück.

Daran ist erkennbar, dass die Ursache für die Schmerzen einen Ansatzpunkt für das Neurofeedback bieten muss, sonst kann das Gehirntraining wenig bewirken – und im Extremfall: gar nichts.

12. Stressbelastung

Sind Sie überrascht? Nach elf Kapiteln über gravierende Funktionsstörungen des Gehirns, die das Leben der Betroffenen und ihrer Angehörigen massiv belasten können, kommt jetzt, ganz am Ende – Stress? Den hat doch fast jeder?

Eben! Jeder zweite, um genau zu sein. In Studien gibt regelmäßig etwa die Hälfte der Befragten an, sich ständig gestresst zu fühlen. Sicher kann man davon ausgehen, dass einige das vor allem deshalb sagen, weil ein umtriebiger Lebensstil auch als schick gilt. Aber das ändert nichts daran, dass die Zahl der Menschen, die das Gefühl haben, in einem Hamsterrad zu stecken, riesig ist.

Wenn Sie dieses Buch bis hierhin gelesen haben, wird Ihnen aufgefallen sein: Das Gehirn zu überreizen, tut ihm nicht gut und kann zu den verschiedensten psychischen und körperlichen Symptomen führen. .

In unserer durchtechnisierten Welt wird immer wieder vergessen, dass wir Menschen eben keine Maschinen sind. Um wirklich leistungsfähig zu sein, brauchen wir Anlaufzeiten, sanftes Abbremsen, Übergänge und Zwischenzeiten. Genau diese »unproduktiven« Momente wollen all jene, die dem Zeitmanagement huldigen, am liebsten abschaffen. Doch es ist ein Irrtum zu glauben, dass maximal gestraffte Abläufe zu größerer Effizienz führen würden! Trotzdem jagen viele Menschen dieser Idee sogar in den selbstbestimmten Bereichen ihres Alltags nach – und wundern sich, dass sie trotzdem nie erreichen, wonach sie sich am meisten sehnen: Zeitwohlstand. Sich mit Muße dem widmen zu können, worauf sie gerade

Lust haben, ob das eine notwendige Aufgabe ist oder ein spannender Roman.

Je enger die Arbeitstage getaktet sind, desto geringer ist die Wahrscheinlichkeit, dass man die daraus entstehende Umtriebigkeit ablegen kann, wenn endlich Feierabend ist. Für viele ist vor allem durch die modernen Medien das Abschalten unmöglich geworden – im wahrsten Sinne des Wortes. Die übermäßige Belastung des Nervensystems durch den ständigen Informations-Input ist inzwischen so verbreitet, dass die Fachwelt bereits einen eigenen Namen dafür geprägt hat: »Digital Burnout« (siehe Kasten).

Digital Burnout – wenn Abschalten unmöglich wird

Die modernen Medien haben den Alltag vieler Menschen extrem fragmentiert: Allein das Smartphone wird einer umfassenden Studie der Universität Bonn zufolge im Schnitt täglich 53-mal genutzt, und zwar zu 90 Prozent für Textbotschaften, Spiele, Newsdienste und Social-Media-Angebote (Musik hören ist darin nicht eingeschlossen). Hinzu kommen laut Studienleiter Alexander Markowetz 35 kurze Checks ohne Aktion. Der durchschnittliche Mediennutzer kommt insgesamt auf drei bis vier Stunden Online-Kommunikation pro Tag. Je mehr Zeit dafür draufgeht, desto deutlicher zeigen sich auch Anzeichen von Suchtverhalten: Die Betroffenen checken morgens als Erstes ihre Nachrichten, sind immer erreichbar, haben ungeheure Angst, etwas zu verpassen und werden nervös, wenn sie mal keine Netzverbindung haben. Tatsächlich können Smartphones wie Glücksspiele auf das Hirn wirken, denn jeder Klick verspricht Überraschungen. Doch selbst wenn Suchtverhalten (noch) kein Thema ist: Entspannt-konzentriertes Arbeiten wird unmöglich, wenn andauernd etwas klingelt, piept oder aufpoppt. Studien zum Flow, diesem wunderbaren Zustand völliger Vertiefung in eine Tätigkeit, haben gezeigt, dass es bis zu 15 Minuten dauert, bis man nach einer Unterbrechung wieder ganz in eine Aufgabe eintauchen kann – wer immer wieder vorher gestört wird, erlebt den Flow-Zustand also nie. Zudem schaukelt sich die innere Anspannung immer weiter auf, wenn das Gehirn ständig mit Input zugeballert wird.

Besonders belastend wird die ständige Erreichbarkeit dann, wenn man auch außerhalb der Arbeitszeit mit Jobnachrichten konfrontiert wird. Die digitale Freiheit, überall und jederzeit arbeiten zu können, ist für viele zum Fluch der ständigen digitalen Verfügbarkeit geworden. Man kann – im Wortsinn – niemals abschalten, und wird dadurch psychisch unter Umständen so stark belastet, dass es zum »Digital Burnout« kommt. Auch immer mehr Unternehmen erkennen das Problem. Einige schalten aus diesem Grund zum Beispiel abends den E-Mail-Server ab. Manche engagieren auch Berater, die darauf spezialisiert sind, Firmen und ihren Mitarbeitern gesündere Online-Angewohnheiten zu vermitteln. Bei einigen Menschen ist die innere Anspannung jedoch so groß, dass solche Coaching-Angebote allein nicht mehr helfen. Dann kann – unter anderem – Neurofeedback das Gehirn unterstützen, wieder in entspanntere Zustände zu kommen.

Was Sie selbst tun können: das Handy öfter mal ausschalten. Mit Apps wie »Offtime« können Sie Ausnahmen definieren, damit wichtige Anrufer trotzdem durchkommen können. Deaktivieren Sie alle Signale, die den Eingang von Mails anzeigen, und bearbeiten Sie diese nur noch wenige Male am Tag.

Specken Sie die mobile Datenflut ab: keine Mails aufs Handy, keine Push-Nachrichten. Schalten Sie zwei Stunden vor der Nachtruhe alle Geräte ganz aus, und zwar nicht nur wegen der aufwühlenden Nachrichten – auch der hohe Blauanteil des Bildschirmlichtes kann den Schlaf stören.

Doch selbst wenn Sie nicht onlinesüchtig sind und Ihre Abende und Wochenenden nicht mit Aktivitäten überladen: Niemand ist automatisch relaxed, nur weil Feierabend, Sonntag oder Urlaub angesagt ist. Je größer das Tempo, mit dem Sie unterwegs sind, desto länger wird auch der Bremsweg! Gelegentliche »Auszeiten« können zwar eine feine Sache sein, aber im Grunde erfüllen sie auch nur den Zweck, der Maschinerie wieder dienen zu können. Um im Bild zu bleiben: Würden Sie glauben, dass sich der Motor Ihres Autos durch eine kurze Fahrt im Schritttempo erholt, wenn Sie sonst ständig im roten Bereich touren? Eben. Es ist genauso wie bei all den Störungen, die in den vorangegangenen Kapiteln besprochen wurden: Am besten funktioniert ein Gehirn im optimalen Drehzahlbereich. Mal schneller, mal langsamer, aber nie überdreht oder untertourig.

Stressbelastung und Neurofeedback

Natürlich können Sie das Neurofeedback nutzen, um leichter in diesen optimalen Drehzahlbereich zu gelangen – auch ohne ernste Diagnose. Wenn Sie das Training allerdings als Mittel zum Zweck sehen, das Hamsterrad noch ein bisschen schneller zu drehen, muss ich Sie enttäuschen: Dahinter steht wieder die

Vorstellung vom Gehirn als Computer. Die Neurofeedback-Therapie ist aber kein Update für Ihre Festplatte, das Ihnen dann erlaubt, sich selbst noch etwas mehr auszubeuten. Die Sitzungen können zwar erholsam wirken, aber der Effekt wird nicht nachhaltig sein, wenn sich sonst nichts in Ihrem Leben ändert. Das lässt sich am Beispiel von Schlafstörungen gut erklären. Das Neurofeedback-Training kann Ihnen helfen, schneller einzuschlummern und erholter aufzuwachen – aber das nützt nichts, wenn Sie nicht ins Bett finden, sondern bis in die Nacht arbeiten.

Ich erlebe es aber kaum, dass Menschen mit dem Wunsch auf mich zukommen, ihr Hirn »zu pimpen«, um sich noch mehr für ihre Karriere zu versklaven. Die meisten wünschen sich vielmehr, die Freude an ihrer Arbeit wiederzufinden. So wie Heike, die das Gefühl hatte, auf einen Burnout zuzusteuern.

Fallbeispiel Stressbelastung
Fünf vor Burnout – gerade noch rechtzeitig

Ein Artikel zum Thema Burnout hat Heike aufgerüttelt, deshalb kommt sie in meine Praxis. So schlimm sei es bei ihr zwar noch nicht, meint sie, aber einige der Warnzeichen hat sie bei sich selbst auch schon bemerkt – vor allem zunehmende Schlafstörungen. Die 37-Jährige schläft schlecht ein, hat nachts Schweißausbrüche, träumt auf quälend anstrengende Weise von der Arbeit und wird immer häufiger schon in den frühen Morgenstunden wach. Sie hat das Gefühl, in einen Strudel aus Erschöpfung gezogen zu werden, der die Arbeit unerträglich mühsam und zäh macht und ihr alle Freude daran nimmt. Schuld ist jedoch weniger die Arbeitsbelastung an sich als die Tatsache, dass sie den Job gedanklich mit nach Hause schleppt. Ihr bisheriger Lösungsansatz: mit Sport, autogenem Training und Wellness »viel Mühe in die Entspannung zu investieren« (die Wortwahl sagt alles!). Das hat manchmal geholfen, aber an anderen Abenden hat ihr Kopf beim Joggen, in der Meditation oder in der Sauna weitergearbeitet und sorgenvolle Gedanken gewälzt.

Erst das Neurofeedback hilft ihr zu erkennen, dass die echten Lösungen woanders liegen. Das Training macht ihr Gehirn fitter darin, die auf sie einprasselnden Reize abzuschirmen und sich nur auf das einzulassen, was ihr gerade sinnvoll erscheint. Das bedeutet auch, aktiv Grenzen zu setzen: die Bürotür schließen, mal eine Weile nicht zu sprechen sein, nicht jede Mail sofort öffnen, nicht sofort auf jede Kleinigkeit reagieren. Sie lernt, ihren Kollegen zu sagen: »Ich mache das hier noch fertig und dann komme ich zu dir.« All das gibt ihr das Gefühl, über wesentliche Aspekte ihrer Aufgaben selbst entscheiden zu können, nicht länger so getrieben zu sein – und damit kommt auch die Freude an der Arbeit immer mehr zurück.

Weil Heike rechtzeitig gegengesteuert hat, werden die Symptome schnell deutlich besser. Sie hat eben noch Ressourcen, die sie nur aktivieren muss – im Gegensatz zu Klienten, die erst nach dem Zusammenbruch mit dem Training anfangen. Schon bald können wir die Abstände zwischen den Sitzungen ausweiten und die Behandlung nach sechs Monaten ganz beenden.

Heike hat das Neurofeedback auch deshalb so gut geholfen, weil ein großer Teil ihrer Belastung durch energiezehrende Grübeleien selbst gemacht war. Durch das Training fand sie wieder leichter in entspannte Zustände, die Veränderungen überhaupt erst möglich machen. In der Überreizung starrt man nur auf die Probleme – doch nachhaltige Lösungen liegen meist an den Rändern des Blickfeldes.

Allerdings haben viele Menschen Angst davor, genauer hinzugucken. Sie meiden echte Auszeiten auch deshalb, weil sie instinktiv spüren: In der inneren Rumpelkammer lauert ein tiefer Schmerz über verpasste Chancen und nicht gelebte Wünsche. Wer wirklich mal innehält, könnte womöglich erkennen, dass er sich an einem Beruf abarbeitet, der gar nicht zu ihm passt – und dann? Ich kann Sie nur ermuntern, das Risiko einzugehen, denn Sie können nur gewinnen. Umkehren ist im Leben nicht möglich, aber Kurskorrekturen gehen fast immer, wie das Beispiel von Linda zeigt.

Fallbeispiel Lebenskrise
Da geht immer noch was

Linda kommt mit Anfang 60 in meine Praxis. Sie steckt in einer Krise, weil eine gravierende Änderung in ihrem Leben plötzlich alles infrage stellt. Das Neurofeedback-Training bremst erst mal ihren Gedankenkreisel und bringt Ruhe ins System. Nach einigen Sitzungen erkennt sie, dass sie in einigen Momenten ihres Lebens wirklich »falsch abgebogen ist«. Doch anstatt weiter stur geradeaus zu gucken und diese Tatsache verbissen zu ignorieren, verabschiedet sie sich bewusst von dem, was vielleicht hätte sein können. »Manches hätte ich gerne anders gemacht«, sagt sie und erlaubt sich selbst, darüber traurig zu sein – um dann loszulassen und den Blick nach vorne zu richten. Anstatt sich herunterziehen zu lassen, orientiert sie sich neu auf das, was jetzt noch alles möglich ist. So hat sie zum Beispiel die Abteilung gewechselt und ihre Stundenzahl reduziert – und plötzlich ist da ganz viel Zeit, um zu malen und viele andere Dinge zu tun, die sie sich bisher einfach nicht gegönnt und getraut hat.

Auch wenn sich das eigene Leben gerade rundum falsch anfühlt: Es ist selten nötig, alles hinzuwerfen, um zu Glück und Zufriedenheit zu finden. Holen Sie sich Unterstützung! Es gibt Coaches, Therapeuten, Kurse, Bücher, DVDs und unendlich viele inspirierende Vorträge im Internet – noch nie war es so einfach, sich Wege in ein erfüllteres Leben zeigen zu lassen. Nur das Beschreiten dieser Wege nimmt Ihnen niemand ab, auch eine Neurofeedback-Behandlung nicht.

Mehr Muße für das Gehirn!

Sicher verstehen Sie jetzt meine Begeisterung für das Neurofeedback. In den Händen eines verantwortungsvollen Therapeuten ist es ein ungeheuer effektives Werkzeug, um die Entwicklungsfähigkeit des Gehirns anzuregen. Jedoch nicht das Einzige, wie wir heute nachweisen können: Yoga, Meditation und Achtsamkeitsübungen wirken in eine ähnliche Richtung. Der Unterschied besteht darin, dass Neurofeedback den Menschen einen stärkeren »Schubs« gibt und ihnen gleichzeitig einen einfacheren Zugang bietet. Man muss ja einfach nur ein bisschen gucken oder spielen! Das schafft auch jemand, dessen Nervensystem viel zu weit aus der Balance geraten ist, als dass er sich zum Beispiel mit regelmäßiger Meditation etwas Gutes tun könnte.

Doch je größer die eigenen Ressourcen noch sind, desto eher kann man das Gehirn auch aus eigener Kraft stärken und entwicklungsfähig halten. Entscheidend dafür ist dieser besondere Zustand, in dem das Gehirn wach ist, aber nichts erledigen muss. Man nennt ihn auch »Muße«, ein ziemlich aus der Mode gekommenes Wort. Ein kleiner Waldspaziergang oder genüssliches Musikhören können das Gehirn ebenso in diesen Modus bringen wie selbstvergessenes Malen oder auch nur in die Wolken zu gucken. Viele Menschen haben völlig verlernt, wie das geht – müßig sein – und kreisen gedanklich selbst bei einer herrlichen Massage noch um die offenen Punkte auf ihrer To-do-Liste. Lassen Sie sich davon nicht entmutigen. Wer nicht dagegen ankämpft, sondern sich vielmehr beim innerlichen Rotieren nur nachsichtig zuguckt, findet häufig nach einer

Weile in ruhigere Gewässer und kann dann solche entspannten Momente auch wirklich genießen. Je öfter und ausgiebiger Sie üben, desto leichter kann Ihr Gehirn zwischendurch mal auf Stand-by wechseln – und wieder zurück. Ich bin überzeugt: Wäre es so üblich wie Zähneputzen und Duschen, das Hirn jeden Tag 30 bis 60 Minuten auf diese Weise zu erfrischen, dann hätte ich viel weniger Klienten.

Gönnen Sie Ihrem Gehirn also die richtigen Bedingungen, um sich entfalten zu können. Es braucht Anregung ebenso wie Erholung – Pausen, Schlaf, Bewegung, frische Luft. Entrümpeln Sie Ihren Terminkalender von »ich muss« und schaffen Sie Platz für Dinge, die Ihnen wirklich Freude machen. Natürlich ist es gut, konzentriert arbeiten zu können, aber daneben sollte es immer auch viel Zeit geben, um zu trödeln, zu träumen und zweckfrei zu genießen. Nur wenn Sie dem »Hefeteig« zwischen Ihren Ohren all das bieten, kann er auch aufgehen. Und dann macht das Kneten erst so richtig Spaß.

Meike Wiedemann

Anhang

Hier finden Sie eine Liste von Beschwerden, die mit Neurofeedback und insbesondere dem ILF-Training positiv beeinflusst werden können. Sie ist vor allem deshalb so beeindruckend lang, weil die Fehlregulierung des Gehirns natürlich auch das vegetative Nervensystem beeinflusst und dadurch die unterschiedlichsten körperlichen Symptome verursachen kann. Doch so vielfältig die Möglichkeiten des Neurofeedbacks auch sind: Vor einer Behandlung sollten die Beschwerden immer erst durch eine ärztliche Untersuchung abgeklärt werden.

ADS/ADHS ausführlich in Teil 3, 1. Kapitel

Aggression Überschäumende Wut spricht sehr gut auf Neurofeedback an und gehört bei vielen Störungen zu einem der ersten Symptome, die verschwinden.

Alzheimer Auch bei einer degenerativen Hirnerkrankung wie Alzheimer lassen sich mit Neurofeedback Trainingseffekte erzielen, doch es ist unklar, wie weit hier die Möglichkeiten gehen. Einige Therapeuten berichten, ihre dementen Patienten würden durch das Training wacher und aufnahmefähiger. Kürzlich haben Versuche mit Mäusen ergeben, dass Gammafrequenzen die Entstehung der schädigenden Plaques im Hirn möglicherweise bremsen könnten. Doch selbst wenn sich diese Hinweise erhärten lassen, wäre es wenig praktikabel, Neurofeedback vorbeugend einzusetzen. Sobald sich jedoch erste Hinweise auf eine Demenz zeigen, sollte schnellstens mit dem

Training begonnen werden, mit dem Ziel, es möglichst beizu-
behalten.

Siehe auch *Hirnschädigungen*

Angststörung ausführlich in Teil 3, 4. Kapitel

Anorexie (Magersucht) siehe *Ess-Störungen*

Asperger-Syndrom siehe *Autismus-Spektrum-Störung*

Asthma siehe *Atembeschwerden*

Atembeschwerden Da Atemprobleme in vielen Fällen durch
Stress verursacht oder zumindest verschlimmert werden, hat
Neurofeedback einen positiven Einfluss auf die Beschwerden.

Aufmerksamkeitsdefizitsyndrom siehe *AD(H)S*

Autismus-Spektrum-Störung ausführlich in Teil 3, 2. Kapitel

Bauchkrämpfe siehe *Schmerzen/Hormonstörungen/Verdau-
ungsbeschwerden*

Bettnässen siehe *Inkontinenz*

Bindungsstörung Ein Kind braucht mindestens eine verlässli-
che Bindung, um sich psychisch gut zu entwickeln. Wenn ein
Mensch eine solche Bindung nicht erfahren konnte oder diese
in sensiblen Phasen erschüttert wurde (zum Beispiel durch
eine Erkrankung der Mutter), zeigt sich das später oft in einem
auf tiefster Ebene fehlenden Vertrauen; damit wird auch der
mit diesem Vertrauen einhergehende entspannt-offene Zu-

stand nicht oder nur selten erreicht. Neurofeedback kann dem Gehirn helfen, sich in solche Zustände zu bringen und ihm dadurch neue Erfahrungen ermöglichen. Eine Psychotherapie kann dadurch sehr viel effektiver wirken.

Wenn jedoch jemand lediglich in einer Partnerschaft verletzt wurde und danach vor einer neuen Beziehung zurückschreckt, ist das in der Regel keine Indikation für Neurofeedback.

Binge Eating siehe *Ess-Störungen*

Bipolare Störung ausführlich in Teil 3, 3. Kapitel

Blackouts siehe *Ohnmacht/Prüfungsangst*

Blutdruck siehe *Stressbelastung*

Borderline-Störung Der Begriff »Borderline« bedeutet auf Deutsch »Grenzlinie«; die Störung befindet sich in einem Zwischenbereich von Psychose und Neurose. So kann zum Beispiel ein unter Schizophrenie leidender Mensch (Psychose) nicht unterscheiden, ob Stimmen nur in seinem Kopf sind oder von außen kommen – Borderline-Patienten dagegen wissen sehr wohl, welche Wahrnehmungen echt sind und welche nicht. Von neurotischen Menschen unterscheiden sie sich vor allem durch ihre Gefühlsstürme, die von kleinsten Anlässen ausgelöst werden können: Wut, Verzweiflung, Misstrauen und Angst, aber auch Lust und Liebe sind grenzenlos. Ihre Bedürfnisse streben häufig in zwei extreme Richtungen gleichzeitig und treiben die Betroffenen in eine ungeheure innere Anspannung, in der sie sich selbst kaum noch fühlen und wahrnehmen. Einige verletzen sich dann selbst und empfinden dadurch Erleichterung.

Weil bei dieser Störung das hohe Erregungsniveau im Vordergrund steht, ist sie einer Neurofeedback-Behandlung sehr zugänglich. Der Therapeut muss sich allerdings unbedingt gut mit dem Störungsbild auskennen. In schweren Fällen sollte die Therapie optimalerweise in ein stationäres Umfeld eingebunden sein.

Bruxismus siehe *Zähneknirschen*

Bulimie siehe *Ess-Störungen*

Burnout ausführlich in Teil 3, 3. Kapitel

Demenz siehe *Alzheimer/Hirnschädigungen*

Depression ausführlich in Teil 3, 3. Kapitel

Durchfälle Falls die Durchfälle ein Symptom für eine Fehlregulierung des Erregungslevels sind oder einen psychosomatischen Hintergrund haben, sprechen sie häufig gut auf Neurofeedback an.
Siehe auch *Verdauungsbeschwerden*

Ekzem siehe *Hautprobleme*

Epilepsie ausführlich in Teil 3, 9. Kapitel

Ess-Störungen ausführlich in Teil 3, 6. Kapitel

Fibromyalgie siehe *Schmerzen*

Hautprobleme Da Hautprobleme in vielen Fällen durch Stress verursacht oder zumindest verschlimmert werden, hat Neurofeedback einen positiven Einfluss auf die Beschwerden.

Herz-Kreislauf-Störungen siehe *Stressbelastung*

Hirnschädigungen Wenn Nervenverbindungen geschädigt sind – ganz gleich, ob die Ursache in einem Schlaganfall, einer Vergiftung, einer Infektion, einem Unfall oder einfach in Altersschwäche liegt – hören die beteiligten Zellen nicht zwangsläufig auf, elektrische Impulse abzugeben. Stattdessen können sie unregelmäßige, unangemessen starke oder sonst wie unpassende Signale senden und dadurch ganze Netzwerke durcheinanderbringen. Dem Gehirn fällt es dann vor allem in herausfordernden Situationen schwer, die sinnvollen Signale aus diesem »Rauschen« herauszufiltern. Neurofeedback kann helfen, das »lärmende« Gehirn zu beruhigen, die durcheinandergeratenen Netzwerke wieder zu synchronisieren und dadurch verloren gegangene Fähigkeiten neu einüben zu können.

Hormonstörungen Da die Regulation von Hormonausschüttungen eng mit dem Nervensystem verbunden ist, kann Neurofeedback häufig zu einer gesünderen Balance verhelfen. Die Schilddrüse muss im Hormonkonzert jedoch gesondert betrachtet werden, weil sie eher Dirigent als Musiker ist und das Erregungsniveau stark beeinflusst. Störungen ihrer Funktion sollten daher vor jeder Neurofeedback-Behandlung medikamentös gut eingestellt sein.

Hyperaktivität siehe *AD(H)S*

Hyperhidrose siehe *Schwitzen*

Inkontinenz Bei der Unfähigkeit, Urin, Stuhl und auch Darmwinde zurückzuhalten, sollte eher an ein Biofeedback-Training gedacht werden als an Neurofeedback. Eine Ausnahme ist Bettnässen. Es ist ein häufiges Symptom bei Kindern, die wegen anderer Diagnosen in die Praxis kommen, und verschwindet meist recht schnell.

Juckreiz (Pruritus) Studien zufolge leiden viele Menschen unter chronischem Juckreiz (länger als sechs Wochen anhaltend), ohne deswegen einen Arzt zu konsultieren. Das quälende Symptom kann jedoch ein wichtiger Hinweis auf eine ganze Reihe von Störungen sein, wie Diabetes, Leber- und Nierenerkrankungen sowie Blutbildungsstörungen. Erstaunlich oft steckt aber lediglich eine Unverträglichkeit von Milchzucker (Laktose) oder des Zuckerersatzstoffes Sorbit dahinter. Um den Hintergründen des Juckens auf die Spur zu kommen, sollten Betroffene unbedingt die Hilfe von Experten in Anspruch nehmen. Spezialisierte Zentren gibt es an den Universitätskliniken von Hamburg, Berlin, Münster, Heidelberg, Erlangen und München. Die Unterstützung durch Experten empfiehlt sich auch dann, wenn die Ursache für das Jucken bekannt ist. Denn chronischer Juckreiz kann ein Gedächtnis ausbilden, wie man es auch vom Schmerz kennt: Obwohl die auslösende Ursache längst überwunden ist, bleibt das Jucken zurück.

In diesem Fall kann Neurofeedback dem Gehirn helfen, sich wieder neu zu ordnen und das Jucken zu »verlernen«. Auch Neurodermitis, die eng mit dem Nervensystem verbunden ist, spricht gut auf das Training an.

Konzentrationsschwierigkeiten siehe *Stressbelastung/AD(H)S*

Kopfschmerzen siehe *Spannungskopfschmerzen/Migräne*

Lampenfieber siehe Prüfungsangst

Magersucht (Anorexie) siehe *Ess-Störungen*

Menière Bei dieser Erkrankung kommt es durch gestörten Innenohrdruck zu mitunter heftigen Attacken von Drehschwindel, die zum völligen Zusammenbruch führen können. Dieses anfallsartige Auftreten deutet darauf hin, dass möglicherweise auch eine Instabilität im Gehirn mitbeteiligt ist. Hier kann Neurofeedback unterstützend eingesetzt werden.

Migräne ausführlich in Teil 3, 10. Kapitel

Muskelkrämpfe und -verspannungen siehe *Schmerzen/Stressbelastung*

Neurodermitis siehe *Hautprobleme*

Ohnmacht Da sehr viele Erkrankungen als Ursache für die Neigung zur Ohnmacht infrage kommen, müssen diese zunächst abgeklärt sein. Wird man dabei nicht fündig, könnte eine Neurofeedback-Therapie versucht werden, denn gerade bei anfallsartigem Auftreten ist möglicherweise eine Instabilität im Gehirn mitbeteiligt.

Orthorexie siehe *Ess-Störungen*

Parkinson Bei dieser Erkrankung sterben Zellen ab, die den Nervenbotenstoff Dopamin produzieren. Dadurch zittern die Betroffenen stark, und gleichzeitig fällt es ihnen schwer, eine zielgerichtete Bewegung zu starten. Auch die Mimik erstarrt zunehmend. Obwohl Neurofeedback an der Ursache nichts ändern kann, hat es trotzdem häufig einen starken positiven Effekt auf die typischen Beschwerden.

Phobien siehe *Angststörung*

Posttraumatische Belastungsstörung (PTBS)
ausführlich in Teil 3, 7. Kapitel

Prämenstruelles Syndrom siehe *Hormonstörungen/Schmerzen*

Prüfungsangst Bei manchen Menschen ist die natürliche Aufregung vor Prüfungen, Vorträgen oder künstlerischen Auftritten so groß, dass sie unter starken körperlichen Beschwerden leiden wie Bauchkrämpfen, Erbrechen, Durchfall oder Herzrasen. Sie bleiben weit unter ihrer eigentlichen Leistungsfähigkeit zurück, erleben Blackouts oder versagen sogar völlig. Gegen dieses extreme Stressempfinden hilft Neurofeedback sehr gut (siehe auch *Stressbelastung*). Es wirkt aber auch bei einem anderen Phänomen unterstützend, das Profimusiker mitunter beklagen: Sie sind technisch top und auch in der Lage, ihre Leistung jederzeit abzurufen, aber dafür fehlt ihnen der Genuss. Sie »produzieren« Musik und fühlen sich dabei manchmal wie Roboter. Neurofeedback kann ihnen helfen, die Balance zwischen Kontrolle und Entspannung zu trainieren und dadurch ihr Instrument (wieder) zu spielen und nicht zu bearbeiten.

Pruritus siehe *Juckreiz*

Psychische Verletzung siehe *Posttraumatische Belastungsstörung (PTBS)*

Reizdarm Falls die Beschwerden einen psychosomatischen Hintergrund haben, sprechen sie gut auf Neurofeedback an.
Siehe auch *Verdauungsbeschwerden*

Schädel-Hirn-Trauma siehe *Hirnschädigungen*

Schlafstörung Oft zeigen sich die ersten Erfolge eines Neurofeedback-Trainings daran, dass sich der Schlaf der Klienten erheblich verbessert. Auch hartnäckige Fälle von Schlafstörungen sprechen gut auf die Therapie an. Manchmal hilft es, zusätzlich mit Frequenzband-Training (Alpha-Synchronie oder Alpha-Theta) zu lernen, sich dem entspannten Zwischenzustand vor dem Einschlafen zu überlassen.

Schlaganfall siehe *Hirnschädigungen*

Schmerzen ausführlich in Teil 3, 11. Kapitel

Schwindel Da Schwindel ein Symptom für sehr viele Erkrankungen sein kann, müssen zunächst mögliche Ursachen abgeklärt sein. Wird man dabei nicht fündig, könnte eine Neurofeedback-Therapie versucht werden. Erfolg versprechend ist sie bei Formen von Schwindel, die auf Muskelverspannungen zurückgehen oder anfallsartig auftreten.
Siehe auch *Menière*

Schwitzen
Übermäßiges Schwitzen (Hyperhidrose) kann sich nur auf einzelne Körperteile beschränken oder »generalisiert« sein. Vor allem hinter solchen umfassenden Schweißausbrüchen stecken meistens Hormonstörungen, wie sie zum Beispiel während der Wechseljahre auftreten können. Die Ursache für regional be-

grenztes Schwitzen liegt dagegen im Gehirn, genauer: in einer falschen Steuerung der Schweißdrüsen durch den Hypothalamus. Bei manchen Menschen schwitzen Hände und Füße (selten nur eines von beiden), bei anderen die Achseln, der Kopf oder eine Kombination dieser Regionen. Während die Schweißbildung bei gesunden Menschen eine lineare Beziehung zeigt – je mehr sie sich anstrengen oder aufregen, desto mehr schwitzen sie – verläuft die Kurve bei Hyperhidrose exponentiell. Das heißt: Die betroffenen Hautstellen schwitzen schon bei kleinsten Anlässen extrem stark.

Vor allem für Hände, Füße und Achseln gibt es mit der Iontophorese eine in vielen Fällen gut funktionierende Therapie. Dabei werden die betroffenen Gliedmaßen zweimal wöchentlich für etwa 20 Minuten in ein Bad gehalten, durch das schwacher Gleichstrom geleitet wird. Bei den Achselhöhlen wird mit nassen Schwämmen gearbeitet. Diese Methode drosselt – völlig schmerzlos – die Aktivität der Schweißdrüsen. Nach zwei Monaten lässt sich beurteilen, ob die Therapie anschlägt. Da die Schweißbildung eng mit dem vegetativen Nervensystem verbunden ist, bietet aber auch Neurofeedback gute Aussichten, das übermäßige Schwitzen deutlich zu mindern.

Sehstörungen Nur wenn die Ursache im Gehirn liegt, kann man mit Neurofeedback eine Besserung erzielen, nicht aber bei strukturellen Schäden.

Spannungskopfschmerzen Diese leichten bis mittelschweren Schmerzen betreffen den ganzen Kopf und sind drückend, ziehend und gelegentlich auch stechend, aber nicht pulsierend. Die Ursachen liegen meist in einer stressbedingten Anspannung, die entweder direkt oder über den Umweg des Zähneknirschens oder einer physiologisch ungünstigen Haltung zu Kopfschmerzen führt. Neurofeedback kann sowohl die innere Anspannung als auch die verkrampften Muskeln effektiv lockern und damit die Neigung zu Kopfschmerzen verringern.

Sportliche Leistungsfähigkeit Neurofeedback kann ambitionierten Sportlern helfen, gezielter in verschiedene Zustände zu kommen. Dabei geht es nicht nur um »Peak Performance«, also zum richtigen Zeitpunkt das Leistungsmaximum abrufen zu können, sondern auch um effektive Erholung. Wirklich regenerieren kann man nur, wenn es gelingt, die Anspannung eines intensiven Trainings oder Wettkampfs abzustreifen. Viele Sportler lernen nur, wie sie sich hochpushen können – aber um fit und leistungsfähig zu bleiben, muss man auch immer wieder zur Ruhe kommen können.

Stottern Wie man heute weiß, liegen die Ursachen dieser Sprachschwierigkeiten im Gehirn. So hat man Stoffwechseldefizite in den verschiedenen Sprachzentren der Hirnrinde gefunden und vermutet eine überschießende Aktivität des Nervenbotenstoffs Dopamin als Ursache. In vielen Fällen wächst sich das Problem aus: Bei 60 bis 80 Prozent der betroffenen Kinder verschwindet die Störung bis zum Erwachsenenalter. Neurofeedback kann helfen, diesen Prozess zu beschleunigen und den Kindern somit viel Kummer ersparen. Besonders effektiv ist das Training, wenn es mit einer logopädischen Betreuung kombiniert wird.

Stressbelastung ausführlich in Teil 3, 12. Kapitel

Sucht-Erkrankungen ausführlich in Teil 3, 8. Kapitel

Synkopen siehe *Ohnmacht*

Tics Unter diesem Begriff versteht man die unkontrollierbaren Ausbrüche bestimmter Bewegungs- und Sprachmuster, von einfachen Muskelzuckungen über ständiges Räuspern bis hin zu unpassenden oder sogar unflätigen Äußerungen. Dahinter steht eine fehlende Impulskontrolle, die sich mit Neurofeedback sehr effektiv trainieren lässt.

Tinnitus Die Wahrnehmung von Geräuschen, für die es keine äußere Quelle gibt, ist für manche Menschen äußerst quälend. Die Ursachen sind sehr vielfältig und sollten vor Beginn einer Neurofeedback-Behandlung abgeklärt sein. Da meist (auch) die Geräuschverarbeitung im dafür zuständigen Bereich der Hirnrinde gestört ist – der auditive Kortex ist übererregt –, kann Neurofeedback bei Tinnitus in vielen Fällen lindernd wirken.

Tourette-Syndrom Typisch für diese Funktionsstörung des Gehirns: Die Betroffenen entwickeln die verschiedensten Tics (siehe *Tics*).

Trauma siehe *Posttraumatische Belastungsstörung (PTBS)*

Unterleibskrämpfe siehe *Schmerzen/Hormonstörungen/Verdauungsbeschwerden*

Verdauungsbeschwerden Wenn Sie ständig mit Bauchkrämpfen, Durchfall und Verstopfung zu kämpfen haben, steckt oft eine Nahrungsmittelunverträglichkeit dahinter – zum Beispiel gegen das Weizenprotein Gluten, den Milchzucker Laktose, den Fruchtzucker Fruktose, den Zuckerersatzstoff Sorbit oder das

Protein Histamin. Anders als bei einer echten Allergie ist es oft geradezu Detektivarbeit, die Ursache herauszufinden. Wenn eine solche Empfindlichkeit vorliegt, bleibt die Neurofeedback-Therapie normalerweise erfolglos. Wenn sich zum Beispiel eine Migräne nach einigen Sitzungen in keiner Weise verändert, sollte man testen lassen, ob eine Histaminunverträglichkeit besteht.

Verdauungsprobleme können aber auch auftreten, wenn die Aktivität des Magens gestört ist. Er bewegt sich nicht so, wie er es für eine gute Verarbeitung der Speisen tun müsste. In der Folge werden die notwendigen Verdauungsenzyme nicht in ausreichender Menge und zum richtigen Zeitpunkt ausgeschüttet. Der Grund liegt meist in zu viel Stress und Hektik, deshalb kann es schon helfen, sich mehr Zeit und Ruhe für die Mahlzeiten zu nehmen. Falls jedoch die innere Anspannung so groß ist, dass diese Maßnahme allein keine deutliche Verbesserung bringt, kann Neurofeedback helfen.

Siehe auch *Stressbelastung*

Verstopfungen Falls Verstopfungen ein Symptom für Übererregung sind, können sie mithilfe von Neurofeedback häufig dauerhaft gelöst werden.

Siehe auch *Verdauungsbeschwerden*

Wahrnehmungsstörungen Wenn die Ursache von Missempfindungen sowie Veränderungen im Geruchs- und Geschmackssinn im Gehirn liegt, kann man mit Neurofeedback eine Besserung erzielen – nicht aber bei strukturellen Schäden.

Wechseljahresbeschwerden siehe *Hormonstörungen*

Zähneknirschen (Bruxismus) Die Kiefermuskeln gehören zu

den stärksten im ganzen Körper, daher wirken beim nächtlichen Aufeinanderpressen oder Knirschen der Zähne ungeheure Kräfte auf das Skelett ein. Während die Kontaktstellen der Zähne beim normalen Kauen mit ein bis drei Kilogramm belastet werden, erreicht der Druck beim sogenannten Bruxismus 70 bis 80 Kilogramm – und das häufig über Stunden. Deshalb kann dieses unbewusste Verhalten langfristig nicht nur das Gebiss ruinieren, sondern auch viele andere Beschwerden hervorrufen, wie Tinnitus, chronischen Schwindel, Migräne und Trigeminusneuralgie (Schmerzzustände der Gesichtsnerven in der Nähe des Kiefers).

Das gilt besonders dann, wenn bei dem Betroffenen sogenannte »Okklusionsstörungen« vorliegen. Das heißt: Ober- und Unterkiefer treffen nicht korrekt aufeinander, weil Zähne schief stehen, Kronen und Füllungen nicht richtig passen oder Kieferfehlstellungen vorliegen. Natürlich sollte man solche Fehlstellungen abklären, aber noch wichtiger ist es, die Ursache für das »Durchbeißen« in der Nacht zu beseitigen. Dabei kann Neurofeedback helfen.

Siehe auch *Stressbelastung*

Zwangsstörungen ausführlich in Teil 3, 5. Kapitel

Register

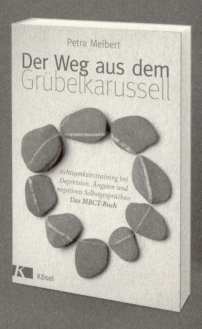
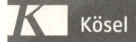